DE LA

PARALYSIE GÉNÉRALE

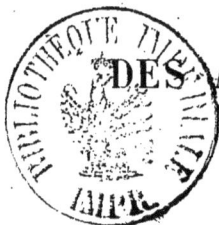

DES ALIÉNÉS,

PAR

FRANÇOIS-EUGÈNE QUATREFAGES,

de Montpellier,

DOCTEUR EN MÉDECINE, ANCIEN ÉLÈVE DE L'ÉCOLE PRATIQUE DE CHIMIE,

ANCIEN ÉLÈVE DE L'ÉCOLE PRATIQUE D'ANATOMIE ET D'OPÉRATIONS CHIRURGICALES,

SECRÉTAIRE PERPÉTUEL DE LA SOCIÉTÉ MÉDICALE D'ÉMULATION.

Orandum est ut sit mens sana in corpore sano.

(JUVENAL, sat. X.)

MONTPELLIER,

JEAN MARTEL AINÉ, IMPRIMEUR DE LA FACULTÉ DE MÉDECINE,

RUE DE LA CANABASSERIE 2, PRÈS DE LA PRÉFECTURE

1861

Td 85/281.

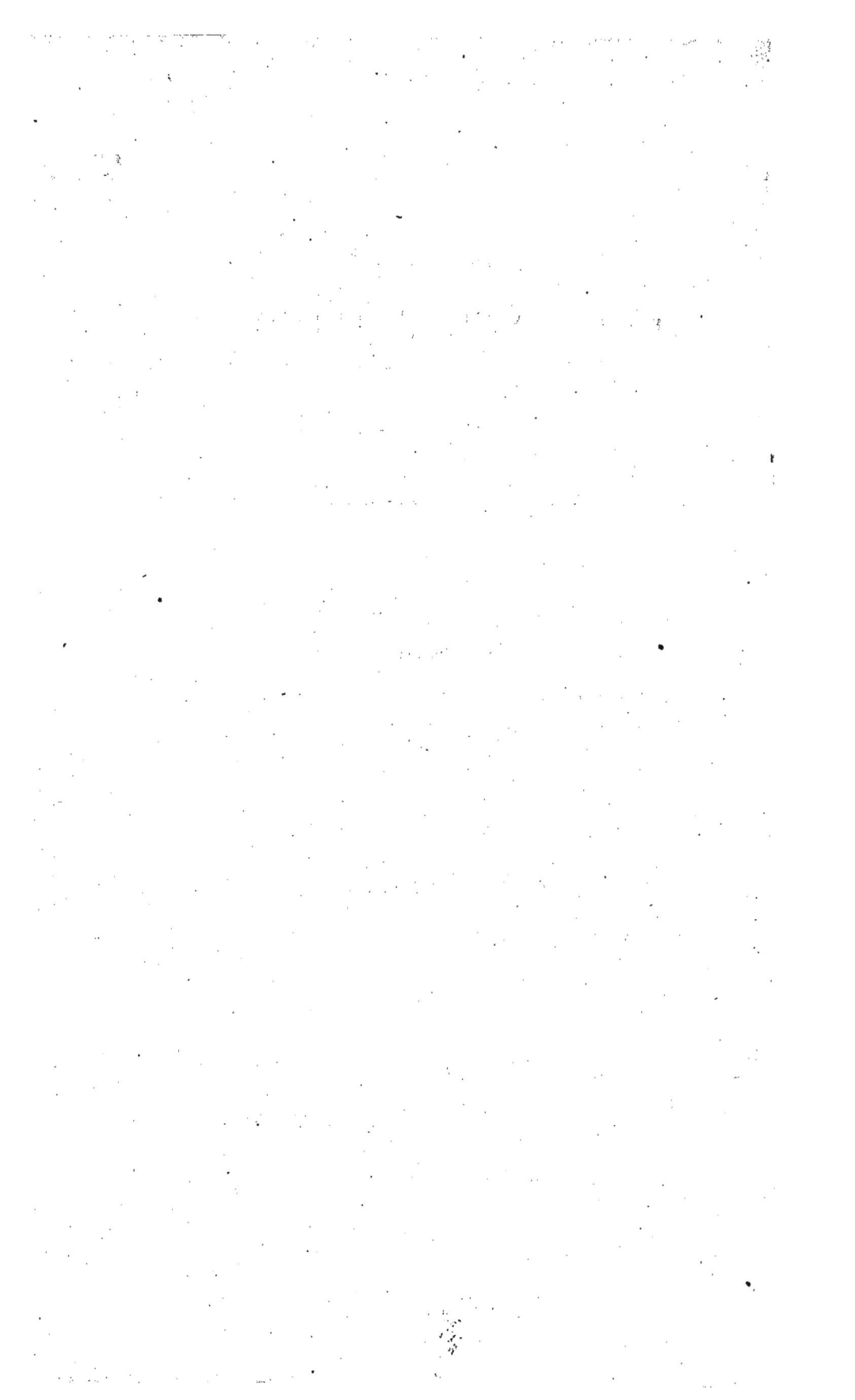

A la mémoire de mon Père

P. QUATREFAGES,

Receveur des Hospices de la Ville de Montpellier.

A la mémoire de mon Oncle

HIPPOLYTE RECH,

PROFESSEUR DE PATHOLOGIE MÉDICALE A LA FACULTÉ DE MÉDECINE
DE MONTPELLIER,

MÉDECIN EN CHEF DE L'ASILE PUBLIC DES ALIÉNÉS,

CHEVALIER DE LA LÉGION D'HONNEUR, ETC.

A MA MÈRE.

E. QUATREFAGES.

A MON FRÈRE

Hippolyte QUATREFAGES,

RECEVEUR DES HOSPICES DE LA VILLE DE MONTPELLIER.

A MES BEAUX-FRÈRES ET A MES SŒURS.

A MES TANTES.

A Monsieur COMBAL,

PROFESSEUR–AGRÉGÉ A LA FACULTÉ DE MÉDECINE DE MONTPELLIER,

MÉDECIN EN CHEF DE L'HÔPITAL-GÉNÉRAL,

CHEVALIER DE LA LÉGION D'HONNEUR, ETC.

E. QUATREFAGES.

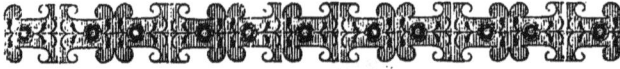

DE LA

PARALYSIE GÉNÉRALE

DES ALIÉNÉS.

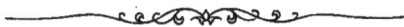

Que doit-on entendre par l'expression Paralysie générale?

Quand on parcourt les nombreux travaux publiés sur la paralysie générale, on est surpris de voir que personne presque n'a essayé de la définir. On en parle beaucoup, mais on ne dit pas en quoi elle consiste. M. J. Falret fait parfaitement observer que « la définition en est difficile à établir d'une manière absolue [1]. » Mais c'est précisément parce que l'on veut être trop

---

[1] Annales méd.-psych. 1859, p. 292.

absolu, que l'on court le risque de s'égarer et de tomber
dans l'erreur. On oublie trop qu'il n'est rien d'absolu,
surtout en médecine, et que la caractérisation d'une
maladie doit être établie, non sur quelques symptômes
isolés, mais sur l'ensemble des phénomènes morbides
qui la constituent.

Nous n'essaierons pas, quant à nous, de combler
cette lacune, en donnant une définition graphique qui
serait nécessairement fort longue et incomplète. Nous
préférons, au lieu de restreindre le cadre de ces paralysies, l'élargir au contraire, et comprendre sous ce
nom tous les faits dans lesquels l'intelligence, le système musculaire et la sensibilité s'affaiblissent progressivement; mais nous distinguerons dans ces faits
ceux où la maladie est primitive et ceux où elle n'est
que le symptôme d'une autre affection.

Après une série d'attaques d'épilepsie il reste de
la démence, de la faiblesse musculaire et un affaiblissement de la sensibilité. Dira-t-on que ce n'est pas une
paralysie générale? Évidemment non; seulement cette
paralysie générale sera d'une autre nature que celle
qui survient sans cause appréciable et débute par un
délire ambitieux et par de l'agitation; elle sera symptomatique, mais on ne pourra pas néanmoins lui re-
fuser le nom de paralysie générale, pas plus qu'on ne

refuse le nom de fièvre intermittente à l'accès fébrile
occasionné par la présence d'une sonde dans le canal.
On se garde bien cependant de confondre ces deux
états dans la pratique, et l'on fait varier le traitement
suivant la différence des cas. De même, des états très-
différents par leur nature et leur étiologie pourront
amener l'ensemble de symptômes connu sous le nom
de *paralysie générale*. Dans tous ces cas, la maladie,
le schématisme sera le même, tandis que l'affection
différera notablement.

Il est donc bien entendu, une fois pour toutes, que,
pour nous, le mot de *paralysie générale* signifie un
*affaiblissement progressif de l'intelligence, de la sen-
sibilité et de la motilité* [1]. Seulement nous admettons
l'existence d'une paralysie générale idiopathique dont
la nature nous est encore inconnue, mais qui se
présente avec des caractères qui ne permettent pas
de méconnaître son individualité, et d'une paralysie

---

[1] Ce n'est pas une définition que nous avons la prétention
de donner ici ; elle a été formulée à peu près dans les mêmes
termes à la Société médico-psychologique lors de la discussion qui eut lieu dans son sein en 1858. Mais les membres
de la Société s'en sont bien écartés : les uns, en élaguant
un grand nombre de faits qui rentrent dans ce cadre ; les
autres, au contraire, en y faisant entrer des cas qui s'en
éloignaient sous bien des rapports.

symptomatique qui n'est que l'expression pathologique d'états morbides de nature très-diverse.

M. le professeur-agrégé C. Cavalier, dans ses cours et dans ses cliniques, a admis et développé avec talent cette distinction capitale, qui seule peut servir de guide dans l'étude si difficile de cette terrible maladie.

Notre travail se trouve, par là, divisé tout naturellement en deux parties. Dans la première, nous traiterons de la paralysie générale idiopathique, c'est-à-dire existant par elle-même, sans lésion d'organes; et, dans la seconde, nous étudierons les divers états morbides qui peuvent produire la manifestation pathologique que nous avons appelée *paralysie générale symptomatique*.

HISTORIQUE.

Les auteurs anciens ne font aucunement mention de la paralysie générale ; Haslam, au commencement de ce siècle (1809), la signala le premier au monde médical, et les médecins français ne la décrivirent que beaucoup plus tard. « C'est en réalité à M. le docteur Delaye, dit M. Foville fils [1], que revient l'honneur d'avoir révélé l'existence de la paralysie générale. » En 1818 et 1819, étant interne dans le service d'Esquirol, il attira l'attention de son maître et de ses condisciples sur cette maladie ; mais Bayle fut le premier à la décrire, sous le nom d'*arachnitis chronique,* dans sa thèse inaugurale [2]. Celle de Delaye [3] ne fut soutenue que deux ans plus tard. Bayle reprit ensuite ce sujet avec plus de détails en 1826 [4], et la même

[1] Cité par Morel, *in* Traité des maladies mentales, p. 803, Paris, 1860.

[2] Recherches sur les maladies mentales, thèse par A.-L.-J. Bayle. Paris, 1822.

[3] Considérations sur une espèce de paralysie qui affecte particulièrement les aliénés, thèse par J.-B. Delaye. Paris, 1824.

[4] Traité des maladies du cerveau et de ses membranes, par Bayle. Paris, 1826.

année M. Calmeil [1] publia un traité complet sur cette maladie qui a été l'objet constant de ses études.

Depuis, de nombreux travaux sont venus s'ajouter à ceux des premiers observateurs et ont apporté une certaine modification dans les idées [2].

[1] De la paralysie considérée chez les aliénés, par L.-F. Calmeil. Paris, 1826.

[2] Sans vouloir faire ici une étude bibliographique qui nous mènerait trop loin, nous allons citer les principales publications qui nous ont servi pour la rédaction de ce travail.

Esquirol : Traité des maladies mentales. Paris, 1838, 2 vol.

Parchappe : Traité théorique et pratique de la folie. Paris, 1841.

Hubert Rodrigues : Traité de la paralysie générale chronique considérée spécialement chez les aliénés. Anvers, 1847.

Morel : Traité des maladies mentales. Paris, 1860.

Calmeil : Traité des maladies inflammatoires du cerveau. Paris, 1859.

Annales médico-psychologiques. Ce recueil renferme de nombreux travaux qui seront toujours consultés avec fruit. Il suffit de citer les noms de MM. Brière de Boismont, Baillarger, Lunier, Billod, Moreau, Trélat, Aubanel, Delasiauve, etc., etc., et le compte-rendu de la brillante discussion qui eut lieu dans le sein de la Société médico-psychologique en 1858.

Parmi les thèses, nous signalerons celle de M. Lasègue : De la paralysie générale progressive, thèse de concours pour l'agrégation. Paris, 1853.

J. Falret : Recherches sur la folie paralytique et les diverses espèces de paralysie générale. Paris, 1853.

Linas : Recherches cliniques sur les points les plus controversés de la paralysie générale. Paris, 1858.

Pour Esquirol et pour beaucoup de ses élèves la paralysie générale n'est qu'une complication de la folie ; et encore aujourd'hui, pour certains médecins, toute folie chronique finirait par se transformer en démence, et toute démence tendrait à devenir paralytique.

Mais Bayle et M. Parchappe, rejetant l'idée de complication, ont voulu en faire une individualité morbide caractérisée par des symptômes physiques et moraux particuliers.

Requin, à son tour, a réclamé, dans son *Traité de pathologie,* en prétendant que la paralysie générale pouvait se montrer sans aliénation mentale. Pour lui, c'est bien la même maladie, mais les symptômes intellectuels peuvent manquer.

Enfin, Sandras et MM. Brière de Boismont et

Galtier : Quelques mots sur l'hydrencéphalie chez l'adulte (paralysie générale incomplète). Montpellier, 1844.

Viala : De la paralysie générale incomplète. Montpellier, 1848.

J.-B. Delaye : De la paralysie générale au point de vue clinique, ses symptômes, sa marche, ses causes, son traitement. Montpellier, 1858.

Peyron : Etude sur la démence paralytique et sur les désordres intellectuels et moraux qui accompagnent cette maladie. Montpellier, 1859.

Dubiau : Recherches cliniques sur la paralysie générale progressive. Montpellier, 1860.

Duchenne (de Boulogne) ont rendu le problème plus compliqué, en admettant l'existence de deux espèces de paralysie générale : l'une avec aliénation mentale, et l'autre exempte de tout désordre psychique.

L'idée de complication est assez généralement abandonnée aujourd'hui, et l'on s'accorde à faire de la paralysie générale une entité pathologique ; mais l'on est moins d'accord lorsqu'il s'agit de savoir s'il y a plusieurs espèces de paralysie générale. Nous avons déjà énoncé notre opinion au début de ce travail, et nous espérons que la suite viendra à l'appui de ce que nous avons avancé.

PARALYSIE GÉNÉRALE IDIOPATHIQUE.

—········

SYMPTÔMES.

Les symptômes, soit qu'ils dérivent de l'affaiblissement de la force musculaire, de la sensibilité ou de l'intelligence, se dessinent avec plus ou moins d'énergie, selon que la maladie est plus ou moins avancée; aussi a-t-on admis généralement trois périodes dans la description que l'on en fait. Cette distinction n'existe pas toujours, il s'en faut bien, au lit du malade; mais nous la conserverons, néanmoins, pour plus de facilité.

1re *Période*. — Il est extrêmement difficile de reconnaître la maladie dès son début. Les désordres sont si légers, que le malade, pas plus que ceux qui l'entourent, ne peuvent soupçonner la gravité de son état; aussi jamais peut-être un médecin n'a-t-il été appelé à assister à l'évolution complète de la période initiale. Ce n'est qu'en interrogeant avec le plus grand soin tous ceux qui approchent le malade, que l'on peut parvenir à *reconstituer* ces premiers symptômes.

On apprend, alors, que depuis quelque temps le malade se dérangeait de ses habitudes, qu'il oubliait des rendez-vous, des affaires importantes. En même temps son caractère changeait ; il devenait capricieux, fantasque ; d'économe il devenait prodigue, et formait des projets, des spéculations d'une hardiesse fort grande, sans doute, mais cependant assez bien coordonnés pour que l'on pût encore les considérer comme raisonnables.

Peu à peu ces symptômes deviennent plus marqués, plus visibles, et l'on constate un léger embarras dans la prononciation des mots, un blaisement, un bégaiement tout particulier et que l'on ne saurait méconnaître quand on l'a une fois entendu. L'hésitation est surtout marquée quand il faut *attaquer* le mot, et principalement quand ce mot commence par une consonne, surtout la consonne R. Souvent le malade s'arrête au milieu de la phrase et éprouve une grande difficulté à reprendre le fil de son discours. Cette peine, qu'il a à prononcer les consonnes, fait qu'il redouble habituellement les voyelles, *nou-ous vou-ou lo-ons*. La langue n'est pas déviée, mais elle est agitée par un tremblotement ou plutôt un frémissement qui ne suffit pas pour rendre compte de ce bégaiement. Tous les muscles de la face participent plus ou moins à ces mouvements spasmodiques, et la physionomie perd tout son caractère d'intelligence pour prendre un air étonné et exempt de toute animation.

La mémoire s'affaiblit, surtout la mémoire des faits récents ; car tel malade racontera avec détail les aventures de sa jeunesse, et ne pourra pas dire ce qu'il a fait la veille ou le matin même. Cette perte de la mémoire est surtout sensible quand le sujet sait écrire : l'écriture est irrégulière et tremblée ; des lettres, des mots entiers sont oubliés ; et lorsque le malade relit ce qu'il a écrit, il est lui-même tout surpris de ces omissions. Souvent il sent lui-même qu'il n'a plus d'aptitude pour le travail, et il s'en inquiète.

La démarche devient lourde, embarrassée, vacillante ; la jambe est lancée en avant par un mouvement brusque et saccadé. Mais ce qui domine dans les mouvements, c'est l'irrégularité plutôt que la faiblesse. Ainsi, le malade une fois lancé ne peut pas s'arrêter brusquement ; il peut parcourir un certain espace en marchant rapidement, mais si on le fait retourner sur ses pas, il est obligé de s'arrêter et de prendre un nouvel élan. Les mouvements des bras sont aussi pleins d'hésitation et de maladresse : le fait est surtout sensible chez les ouvriers, qui souvent ont encore assez de force pour soulever des fardeaux très-lourds, mais qui n'ont plus l'adresse suffisante pour manier leurs outils.

On avait cru d'abord que les jambes étaient atteintes avant les bras, mais une observation plus attentive a fait justice de cette erreur : la paralysie des quatre membres est simultanée. M. Lasègue a remarqué que ce tremblement des bras était sujet à des intermittences. « Je l'ai vu, dit-il, disparaître pendant plusieurs jours chez un négociant qui forcé, d'abord, de renoncer à ses écritures, dressa avec la plus grande netteté des tableaux de spéculations en projet[1]. » Du reste, le bégaiement aussi est généralement moins prononcé quand le malade est soumis à une légère excitation.

La contractilité de la vessie est diminuée, et l'on est quelquefois obligé de recourir au cathétérisme pour provoquer l'émission de l'urine. Il arrive aussi parfois que le malade salit, mais à cette période-là c'est par négligence; la paralysie des sphincters n'est pas encore sensible.

Enfin, le malade devient d'une insouciance extrême relativement à ses affaires et à ses intérêts.

L'appétit cependant est conservé, le sommeil est

---

[1] Thèse d'agrég., p. 14.

excellent, les digestions sont bonnes, l'embonpoint et la fraîcheur du sujet remarquables. Le pouls est plutôt accéléré que ralenti; seulement il survient fréquemment des congestions ou plutôt des vertiges, des étourdissements, dont nous parlerons ultérieurement avec plus de détail.

Il y a un besoin de locomotion extraordinaire, le malade veut sortir, changer de place, il ne peut rester un moment en repos; mais une chose remarquable, c'est que lorsqu'il demande à sortir, le moindre prétexte suffit pour le faire rester, comme un enfant obéissant : ainsi, Esquirol a pu diagnostiquer une paralysie générale rien qu'en voyant la facilité avec laquelle un malade consentait à son séjour dans la maison de santé d'Ivry.

Ces symptômes se présentent à peu près toujours; mais il en est d'autres dont la fréquence est moindre : ainsi, l'inégale dilatation des pupilles, sur laquelle M. Baillarger a beaucoup insisté, et qui non-seulement n'est pas constante, mais encore qui se rencontre chez beaucoup d'aliénés nullement paralytiques.

Le même auteur donne encore comme symptôme la diminution des désirs vénériens et l'impuissance, et, en effet, c'est ce qui arrive le plus fréquemment; mais parfois c'est tout l'opposé que l'on observe, et

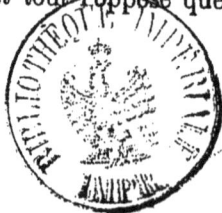

l'on voit des individus qui avaient toujours mené une vie exemplaire, entretenir des maîtresses et courir les maisons publiques. M. Peyron [1] cite le fait d'un jeune officier atteint de paralysie générale, qui fut arrêté pour s'être permis en pleine rue des attouchements indécents sur une femme qu'il ne connaissait pas.

2ᵉ *Période*. — Tous ces symptômes augmentent d'intensité à mesure que la parole devient plus embarrassée.

Malgré le bégaiement, si on demande au malade de faire voir sa langue, elle sort droite de la cavité buccale, mais toujours frémissante et agitée. L'immobilité de la face devient de plus en plus marquée ; il n'y a pas relâchement dans les traits, mais le facies prend un air de niaiserie et de béatitude tout-à-fait caractéristique.

Le tremblement des bras et des jambes devient plus manifeste ; ce n'est plus seulement de la maladresse, c'est une véritable faiblesse. Des mouvements un peu prolongés provoquent de la lassitude ; les mains ne peuvent plus saisir un objet sans le renverser ou le briser.

La nuit, le malade pousse des cris déchirants ;

[1] Thèse, Montpellier, 1859, p. 33.

souvent il a des grincements de dents, grincements fort remarquables en ce sens qu'on les entend sans apercevoir aucun mouvement des mâchoires.

La sensibilité et le goût s'émoussent ; le paralytique mange avec voracité, mais tout aliment lui est indifférent. Pour réveiller sa sensibilité, il met des cailloux, des morceaux de bois dans sa bouche. On peut le pincer, lui tordre assez fortement la peau sans qu'il ressente de douleur. L'excrétion des urines est ou impossible ou involontaire ; il y a des alternatives de constipation et de diarrhée ; le malade commence à aller sous lui sans s'en apercevoir. Dans la première période, s'il salissait, c'était par apathie, pour ne pas se déranger ; maintenant, la sortie des matières fécales est involontaire, le sphincter ne fonctionne plus.

L'agitation est extrême, le malade ne peut rester en place ; il va, vient, s'agite et répète continuellement quelques mots sans suite. Cependant, malgré de fréquentes insomnies, l'embonpoint est encore assez bien conservé, les extrémités inférieures seules présentent un peu d'amaigrissement ; mais la dégradation morale et intellectuelle s'effectue rapidement. Et cependant c'est alors surtout que le malade s'abandonne aux illusions d'une vanité ridicule,

Raphaël, Rossini, Napoléon sont à peine dignes de lui être comparés ; Rotschild n'est qu'un petit rentier à côté de lui, et le Louvre est mesquin en comparaison du palais qu'il s'est fait construire. Il ne compte que par millions de milliards, et ses propriétés ont trois cent mille lieues d'étendue, etc., etc. Il est à remarquer, en effet, que le délire ambitieux du paralytique ne présente pas du tout les caractères de la véritable monomanie ambitieuse ; il a un cachet spécial. Ainsi, le monomaniaque a conservé son intelligence, ses raisonnements sont logiques ; il explique son élévation, sa richesse par des raisons plus ou moins plausibles, et toujours les mêmes. Il aura été changé en nourrice, son père n'est pas véritablement l'auteur de ses jours, mais bien un homme sûr, auquel on l'a confié au sortir du berceau, etc. ; mais il répète toujours la même histoire et sans variante aucune. Le paralytique, au contraire, ne donne pas d'explications, ou il les donne vagues ; il est roi, empereur, millionnaire, grand peintre, grand musicien, etc. ; ne lui en demandez pas davantage. Il ne se fixe à aucune de ses conceptions, il est toutes les individualités à la fois ; ce qui domine dans son délire, c'est l'affaiblissement intellectuel. Au fond de cette monomanie ambitieuse, on voit la démence qui perce. Quelquefois, au lieu d'un délire ambitieux, on trouve simplement des idées de contentement, de vanité. Un malade, dont nous rapportons plus loin l'histoire, arrachait les boutons de ses vêtements, afin qu'on lui mît ses habits du dimanche, un peu plus propres que ceux de la semaine. Un pensionnaire de l'Asile public faisait tout *divinement;* quand il allait à la selle, il rendait ses excréments *comme un Dieu.* D'autres ont un *anus d'or, font du diamant, des matières précieuses,* etc.

Ces idées orgueilleuses ne se rencontrent pas constamment, et l'on observe aussi quelquefois un délire hypochondriaque particulier : le malade se plaint d'avoir *les intestins bouchés, le gosier fermé, le foie rongé,* etc. Mais ce fait ne nous paraît pas mériter l'importance que M. Baillarger a voulu lui donner dans ces dernières années, et d'ailleurs il avait été déjà signalé depuis long-temps par divers auteurs [1].

Ce délire hypochondriaque n'exclut pas, au reste, d'une manière complète les idées ambitieuses : ainsi, un paralytique, dont l'observation est rapportée par M. Baillarger lui-même, se plaignait d'avoir l'anus

---

[1] M. Lasègue, entre autres, dans sa thèse de concours. 1853.

bouché, le prépuce enlevé, et, en même temps, il se vantait d'avoir une érection éternelle et de posséder une chambre toute dorée.

Ces différences, dans les manifestations morbides, ont conduit M. J. Falret à admettre, au début, quatre variétés. Ce sont : 1° la variété *congestive*, 2° la variété *paralytique*, 3° la variété *mélancolique*, et 4° la variété *expansive*. Mais, nous ne saurions trop le répéter, ces différences ne se montrent qu'au début de la maladie. A mesure qu'elle fait des progrès, la démence devient de plus en plus apparente, et le symptôme dominant c'est l'affaiblissement intellectuel qui se montre dès le début [1].

C'est encore ce qui différencie l'agitation maniaque qui survient parfois dans le cours de la maladie, d'avec le véritable accès de manie. Le maniaque, en effet, agit par suite d'une impulsion interne ; un souvenir, une illusion le poussent ; tandis que le paralysé s'agite sans but, et profère des phrases sans suite qui reviennent, pour ainsi dire, périodiquement. Toutefois, s'il a des hallucinations, et le fait se montre bien que rarement, la fureur pourra simuler entièrement un accès de manie.

[1] Voir, à ce sujet, une bonne thèse soutenue à Montpellier en 1859, par M. Peyron.

La démence suit la même marche que la paralysie, c'est-à-dire qu'elle est incomplète et progressive dès le début; l'intelligence s'affaiblit, en permettant toutefois au malade de conserver certaines idées qui disparaissent dans la troisième période. Il est des cas cependant où l'affaiblissement intellectuel n'est pas évident dès le début : ce sont d'abord les symptômes de paralysie qui apparaissent, et l'aliénation mentale ne se déclare que plus tard. Mais de pareils faits ont besoin d'être analysés avec le plus grand soin, et nous serions assez porté à croire que l'altération de l'intelligence a passé inaperçue dans bien des cas; en cela nous partageons complètement les idées de M. Delasiauve. « Il n'est pas indispensable, dit cet éminent aliéniste, pour être convaincu d'aliénation mentale, de débiter une foule de choses insensées. L'inertie des facultés, notamment de la mémoire, la perte des aptitudes, l'affaissement des sentiments, des affections, des instincts, sont des marques suffisantes de compromission intellectuelle. Or, de l'aveu de presque tout le monde, ces signes, témoignages de la démence, se rencontrent constamment chez les individus affectés de paralysie générale progressive[1]. »

[1] Ann. méd. psych., 1854, p. 622.

Le plus bel exemple que l'on puisse voir de cet anéantissement des facultés est rapporté dans la thèse de
M. Linas : c'est un élève en médecine qui trace lui-
même le tableau navrant de l'affaiblissement graduel
de sa mémoire et de son intelligence.

Les observations rapportées par Sandras, comme
des cas de paralysie générale, sans aliénation mentale, renferment aussi des détails indiquant bien un
commencement de démence. Ainsi, après avoir dit
que la mémoire et le jugement sont sains, il ajoute
« que le facies exprime seulement une sorte d'éton-
nement ; le caractère ne paraît pas très-altéré, cependant il présente quelques particularités qui tiennent
sans doute à l'état du cerveau. Ainsi, le malade salue
ponctuellement chaque fois que l'on passe devant son
lit, quand même on le ferait à peu d'intervalle. Il rit
très-fort à la moindre chose qui se dit, et la répète
avec un air de finesse, même quand il n'y aurait ni
finesse ni plaisanterie. Deux ou trois fois, depuis
qu'il est à Baujon, il a eu des accès de colère violente
sans motifs. Dans le commencement, les yeux ont
été souvent hagards et constamment brillants [1]. »

Dans une autre observation le même auteur nous

[1] Sandras, Traité des mal. nerv., T. II, ch. 2.

dit que « la mémoire manquait d'une manière notable, le caractère était devenu impatient, acariâtre, etc.; » de plus, le malade avait une hallucination de la vue. Évidemment, pour tout esprit non prévenu, il y a dans ces deux cas un commencement de démence.

C'est surtout dans les paralysies générales symptomatiques que la paralysie peut précéder la démence. Après une hémorrhagie cérébrale, par exemple, il survient une paralysie partielle qui se généralise plus tard, et peut rester long-temps, toujours peut-être, sans se compliquer d'affaiblissement intellectuel. Mais, dans la paralysie générale idiopathique, la faiblesse musculaire est toujours accompagnée de faiblesse intellectuelle. Le délire peut manquer, mais la démence existe toujours.

Jusqu'à ce jour, les faits donnés comme exemples de paralysie générale sans aliénation mentale, sont des cas d'atrophie musculaire, ou des paralysies générales symptomatiques mal observées. Nous citerons entre autres la trentième observation du docteur Yvaren empruntée à Cirillo. Il s'agit d'un jeune homme chez lequel était survenu une paralysie incomplète des quatre membres avec bégaiement. La nature du mal fut heureusement reconnue, et un traitement anti-syphilitique fit disparaître rapidement ces symptômes effrayants [1].

Nous avons pu observer deux cas à l'Asile privé du Pont Saint-Côme, dans lesquels le délire avait bien manifestement précédé la paralysie.

M. C. P...., âgé de 45 ans, ancien capitaine au long cours, nous fut amené le 16 avril 1853; ses parents prétendirent n'avoir pas d'aliénés dans la famille, et ils ne savaient à quoi attribuer les changements survenus depuis quelque temps dans les habitudes du malade. Quoi qu'il en soit, M. P. était atteint, à son entrée dans l'établissement, d'un délire ambitieux des mieux caractérisés. Il ne comptait que par millions, avait 150 navires dans le port de Cette et possédait en Afrique 6,000 colons qui lui rapportaient un revenu immense, etc. Bien qu'il fût à peu près certain que l'on avait affaire à une paralysie générale, on ne put constater le moindre signe de tremblement dans les membres, et la langue était parfaitement libre. Peu à peu, ce délire se calma, M. P. reconnut que ses richesses étaient illusoires, avoua qu'il avait été fou, et rentra dans sa famille, guéri en apparence, le 7 juin 1853.

---

[1] Docteur Yvaren, Métamorp. de la syphilis.

Le 22 novembre 1854, M. P.... fut ramené dans la maison. Les idées ambitieuses avaient reparu et la paralysie générale était évidente, le bégaiement était parfaitement caractérisé. Le 1er février 1855, M. P. eut pendant la visite une attaque épileptiforme qui le renversa brusquement par terre : les membres étaient agités d'un mouvement convulsif, la face était vultueuse et la respiration stertoreuse. Une saignée fut pratiquée sur-le-champ et des sinapismes furent promenés sur les extrémités inférieures. Il ne recouvra ses sens que quatre heures après, et resta atteint d'une hémiplégie du côté gauche. Cependant le mouvement revint peu à peu dans le membre paralysé et la parole devint plus libre. Les idées ambitieuses persistèrent plus que jamais; il a semé l'Asie et la Syrie, ce qui doit lui donner des récoltes fabuleuses; chaque matin, il extrait à lui seul de ses mines des millions de kilogr. de fer et laboure dix mille lieues d'étendue, etc.

Au mois de mai, nouvelle attaque qui dure cinq heures; et dans les quinze mois qui suivent, jusqu'à l'époque de son décès qui a lieu le 5 août 1860, on compte onze attaques, d'une durée souvent fort longue, et qui se dissipent par l'usage des lavements purgatifs et l'application de quelques sangsues. L'autopsie ne put être faite.

M. J..., âgé de 40 ans, propriétaire, avait été livré de bonne heure à lui-même, et il s'était lancé avec ardeur dans toutes sortes de débauches, passant les nuits à boire et à jouer, et recherchant surtout la société des courtisanes les plus expérimentées. Le 1er avril 1856, il fut conduit à l'Asile du Pont Saint-Côme dans un état de manie avec agitation extrême et prédominance d'idées ambitieuses. Pendant plusieurs jours, on fut obligé de le maintenir avec la camisole pour se mettre à l'abri de ses accès de fureur. On le soumit à l'usage des bains prolongés et de l'iodure de potassium. La raison revint assez rapidement, et il put être rendu à sa famille le 29 mai 1856. Mais la nature du délire et une certaine difficulté qui survenait par moments dans la parole, nous firent porter un pronostic fâcheux qui ne tarda pas à se réaliser ; car on nous annonça quelques mois après qu'il avait été séquestré dans un Asile public, et qu'il était atteint de paralysie générale.

3e *Période*. — Ce degré présente le tableau d'un anéantissement intellectuel complet, accompagné d'une dégradation physique navrante. Les malades ne parlent plus, ou laissent échapper quelques sons confus ; l'intelligence est nulle, le regard fixe et hébété ;

cependant l'ouïe est conservée, car quelquefois les paralysés tournent les yeux du côté d'où vient le bruit. Les odeurs les plus vives ne déterminent aucune sensation. La bouche s'ouvre instinctivement quand on approche les aliments ; mais la déglutition est difficile et souvent à peu près impossible. C'est alors que beaucoup meurent étouffés par les aliments qu'on leur fait prendre, si on a l'imprudence de les nourrir autrement qu'avec des liquides. La constipation est telle qu'elle résiste aux lavements, et qu'il faut souvent vider le rectum avec une curette. L'amaigrissement devient extrême, il se forme des escarres sur les points du corps les plus saillants. Le dos, les lombes, le sacrum sont le siège de plaies de mauvaise nature, dont le pansement ne donne lieu à aucune douleur. Enfin, la peau devient terreuse, le pouls petit, les parties déclives s'infiltrent, et le malade meurt dans le marasme.

Il est rare que la paralysie générale parcoure ces trois périodes. Le sujet est fréquemment emporté par une maladie intercurrente ; souvent il succombe à la suite de ces congestions dont nous avons déjà parlé, et que nous considérons non pas comme une complication, mais comme faisant partie intégrante de la maladie. Rien de plus varié, au reste, que ces mouve-

ments fluxionnaires : tantôt ce sont de véritables congestions sanguines, tantôt ce sont des congestions
séreuses, et le plus fréquemment de simples vertiges
épileptiformes, ne laissant après eux aucune trace.
Souvent encore ces vertiges simulent des attaques
d'apoplexie, et donnent naissance à des hémiplégies
qui disparaissent avec plus ou moins de rapidité et
changent même parfois de côté après une nouvelle
attaque. La facilité avec laquelle ces hémiplégies peuvent disparaître, et le nombre vraiment étonnant des
vertiges qui se produisent, démontrent jusqu'à la dernière évidence qu'il ne s'est pas toujours formé un
travail pathologique dans le cerveau, et que ce fait
peut tenir tout simplement à un état nerveux.

ÉTIOLOGIE.

La division classique des causes en prédisposantes
et occasionnelles ne saurait guère trouver ici sa place.
La paralysie générale, en effet, est une de ces maladies à longue incubation, se développant d'une manière insensible et sans que l'on puisse, pour ainsi dire,
jamais lui assigner une cause déterminante. On peut
dire qu'elle est produite dans la majorité des cas, sinon
dans tous, par la réunion de diverses causes prédispo-

santes. Toutefois, pour mettre un certain ordre dans cette étude, nous admettrons ici comme dans toutes les maladies mentales deux grandes classes de causes : celles qui appartiennent à l'ordre physique, et celles qui ressortent plus particulièrement de l'ordre intellectuel.

Causes physiques.

Les causes physiques se diviseront en deux groupes : 1º causes hygiéniques et physiologiques ; 2º causes pathologiques.

CAUSES HYGIÉNIQUES ET PHYSIOLOGIQUES.

Climat. — Le climat ne paraît pas avoir l'influence qui lui avait été primitivement attribuée. Esquirol, MM. Delaye, Calmeil, avaient cru que cette affection était moins commune dans le Midi que dans le Nord ; mais cette erreur provenait de ce que la maladie n'était pas encore bien connue à l'époque où écrivaient ces auteurs. Ainsi, le professeur Rech partageait leur manière de voir en 1827 [1] ; mais depuis il avouait que, dans le principe, il avait souvent méconnu la maladie [2], et M. Morel a pu dire tout récem-

---

[1] Éphém. méd., 1827.

[2] Voici, du reste, ce qu'il écrivait deux ans plus tard : « Les paralysies ont été en petit nombre ; *elles deviennent*

ment [1] : « Au moment où j'écris ces lignes, je suis à même de constater à Marseille, dans l'Asile dirigé par mon savant collègue et ami M. le docteur Aubanel, que le nombre des paralysés généraux n'est guère inférieur à ce que nous constatons dans nos climats plus rigoureux. Sur 179 hommes admis dans l'Asile Saint-Pierre, du 1er janvier au 31 décembre 1859, il existait 28 paralysés, soit 1 sur 6,3. Sur 106 femmes reçues dans la même période, on comptait 12 paralysées, soit 1 sur 8,8. Le total des entrées a été de 285 malades, dont 40 paralysés, soit 1 sur 7,1. Aujourd'hui, sur 787 malades il existe 51 paralysés, soit 1 sur 15,43. Dans le compte-rendu du service médical de 1841 à 1849, M. Aubanel a constaté 1 aliéné paralytique sur 7. La proportion des hommes a été plus du double, soit 2,22 hommes sur 1 femme. »

Saisons. — L'influence des saisons ne semble pas être plus marquée que celle du climat. Toutefois, ces deux causes peuvent agir indirectement par l'action prolongée de l'insolation, qui, dans certains cas,

---

cependant moins rares dans la maison, et une chose digne de remarque, c'est que nous ne les avons vues jusqu'ici que sur des aliénés qui en étaient frappés avant leur entrée. » (*Mémorial* de Delpech, T. I, p. 106.)

[1] Morel, *op. cit.*

paraît au moins avoir déterminé l'explosion d'une paralysie générale.

Age. — La jeunesse et l'adolescence en sont exemptes, car je ne compte pas les faits observés par M. Hubert Rodrigues sur des enfants de 3 à 8 ans et qui ne sont pas de véritables paralysies générales. Sa plus grande fréquence est de 30 à 45 ans ; elle devient rare après 60. Toutefois, il paraîtrait que les jeunes gens en sont atteints en plus grand nombre aujourd'hui qu'autrefois.

Nous ferons remarquer, à ce propos, que s'il est douteux que le nombre des fous aille en progressant tous les jours, il est incontestable que le nombre des paralysés généraux s'accroît de jour en jour d'une manière très-notable. Mais une chose à constater, c'est que cette augmentation se fait surtout sentir dans les classes populaires. Ainsi, d'après les relevés faits par M. Moreau (de Tours), le nombre des aliénés atteints de paralysie générale admis à Bicêtre, qui était en 1828 de 7 pour 100, s'est élevé graduellement jusqu'en 1849 à la proportion énorme de 37 pour 100 ; tandis qu'à Charenton, où sont admis les malades appartenant à la bourgeoisie, l'accroissement existe, mais il est beaucoup moins marqué. Enfin, dans les comptes-rendus statistiques de l'Asile privé

fondé par Esquirol et qui est destiné aux classes
élevées, il y a des variations brusques et imprévues
que l'on ne peut rattacher à aucune cause; mais qui
n'indiquent pas un accroissement dans le nombre [1].

Sexe. — Il est incontestable que les hommes ont
le triste privilège d'en être atteints dans une proportion beaucoup plus considérable que les femmes.
Sur 1200 hommes, M. Calmeil a trouvé 80 paralytiques, soit 1 sur 15 ; tandis que, sur 500 femmes,
il n'en a trouvé que 10, soit 1 sur 50. Bayle [2], sur
182 paralytiques, a trouvé 158 hommes et 24 femmes.
Sur 366 hommes admis à Charenton, Esquirol [3] a
constaté 95 fois la paralysie générale, tandis qu'il ne
l'a constatée que 14 fois sur 153 femmes. « Sur près
de 800 femmes aliénées, dit M. Morel [4], nous comp-
tons, au moment où j'écris ces lignes, 25 paralysies
générales ; tandis qu'il ressort du rapport médical de
M. Duméril, médecin-directeur de Quatre-Mares, que
cet Asile, destiné aux aliénés du sexe masculin, en
contient plus de 100 sur 500 malades, soit un cin-
quième. »

[1] *Vid.* Moreau *in* Ann. méd. psych. 1850.
[2] Bayle, Malad. du cerveau, p. 403.
[3] *Op. cit.*, T. II, p. 272.
[4] *Op. cit.*, p. 813.

La disproportion devient encore plus sensible dans lès classes élevées de la société, si nous en croyons notre propre observation. En effet, nous trouvons dans les registres de l'Asile privé du Pont Saint-Côme, que, sur 160 hommes aliénés, la paralysie générale a été notée 38 fois, soit 1 sur 4,21 ; tandis que, sur 56 femmes, une seule en a été atteinte, et encore devons-nous ajouter que cette femme, dépourvue de toute espèce d'éducation, n'appartenait même pas à la bourgeoisie par ses mœurs et ses habitudes.

Tempérament. — La question du tempérament est, pour nous, fort indécise encore. Ceux qui veulent faire de la paralysie générale une maladie inflammatoire proclament bien haut que les individus forts, pléthoriques, à tempérament sanguin, y sont plus exposés que les autres ; mais ceux qui en font une maladie nerveuse, au contraire, affirment que ce sont les sujets maigres, secs et à tempérament bilioso-nerveux. Ce qu'il y a de positif, c'est qu'aucun genre de tempérament n'en met à l'abri. Quel est celui qui en compte le plus ? C'est ce qui reste à décider.

Profession, régime alimentaire. — Ces deux ordres de causes ont entre eux de trop grandes connexions pour qu'on puisse les séparer. Les classes riches de la société y sont plus sujettes que les autres, soit qu'elles fatiguent trop leurs facultés intellectuelles, soit à cause de la facilité plus grande qu'elles ont de commettre des excès de tout genre, soit enfin à cause même de la nature de ces excès. L'orgie aristocratique de l'homme riche, en effet, diffère de l'orgie crapuleuse du prolétaire, comme l'ivresse produite par le vin de Champagne diffère de celle qui est produite par cet affreux breuvage que nos artisans et nos soldats vont boire hors barrière. Enfin, puisqu'il faut tout dire, la débauche elle-même change de caractère suivant le rang de celui qui s'y livre. L'homme du peuple est peut-être plus brutal, plus passionné dans ses plaisirs; mais il connaît moins tous ces raffinements de la volupté pour lesquels les anciens avaient créé tant de spécialités de courtisanes, et dont les vieux libertins ont si souvent besoin pour stimuler leurs organes usés. Aussi remarquons-nous que cette affection, très-commune dans les grands centres et fort rare dans les campagnes, augmente de jour en jour dans les classes populaires, à mesure qu'elles se rapprochent des mœurs de la classe riche. On voit fort peu de femmes en être atteintes en dehors des filles publiques, et la seule que nous ayons pu observer dans l'Asile privé du Pont Saint-Côme paraissait avoir mené une conduite fort désordonnée.

Les militaires en fournissent des exemples dans de larges proportions. « L'inflammation des méninges et de la substance corticale périphérique, dit M. Calmeil, est des plus fréquentes chez les débitants de vin et d'eau-de-vie, chez les épiciers, les distillateurs, chez les marchands de tabac, les cafetiers, et en général chez tous les individus dont la profession rend les excès alcooliques faciles. Elle est très-répandue parmi les officiers qui s'habituent à fréquenter les cafés, à boire avant la fin de chaque journée un nombre plus ou moins considérable de verres de vin sucré, de rhum ou d'eau-de-vie. Mais, dans la dernière campagne d'Afrique, c'est surtout l'abus des liqueurs préparées avec l'absinthe qui a entraîné la perte d'un nombre considérable de militaires que rien n'a pu soustraire à l'invasion de la démence et de la paralysie générale incomplète [1]. »

M. Morel, de son côté, a fait la même observation. « Lorsque j'étais, dit-il, à l'Asile de Maréville, où l'on recevait un grand nombre de militaires, j'ai eu à soigner dans des proportions énormes de jeunes officiers appartenant surtout aux armes spéciales, et qui ne devaient pas à d'autres causes, à l'usage de

----

[1] Calmeil, *op. cit.*, T. I, p. 269.

l'absinthe surtout, l'affection irremédiable dont ils étaient atteints [1]. »

Nous sommes très-disposé, quant à nous, à accorder une grande influence à l'action des alcooliques, plus peut-être qu'aux excès vénériens. On ne peut nier que la paralysie générale ne soit une maladie nouvelle : or, les excès vénériens ont été communs de tout temps. Les Grecs et les Romains étaient, sans contredit, beaucoup plus savants que nous en fait de libertinage, et cependant ils ne connaissaient pas de maladie qui puisse se rapprocher de celle qui nous occupe ; tandis qu'on ne commence à la décrire que dans les premières années de ce siècle, c'est-à-dire au moment où l'usage des boissons alcooliques tend à se répandre de plus en plus.

Dans un récent article inséré dans la *Gazette des hôpitaux*, M. Legrand du Saulle appelle l'attention sur une intoxication lente produite par l'atmosphère des cafés, et qui, d'après lui, entrerait pour une bonne part dans l'étiologie de la paralysie générale. Il expliquerait par là comment des individus sobres d'ailleurs, mais ayant la mauvaise habitude de passer la soirée au café, en sont si souvent atteints. Enfin,

[1] Morel, *op. cit.*, p. 799.

ce fait rendrait compte de la différence que l'on
observe entre les deux sexes dans la production de
cette maladie. Une circonstance qui viendrait à l'appui
de cette opinion , c'est que les filles publiques qui se
trouvent dans des conditions atmosphériques analogues
fournissent un contingent très-considérable de paralytiques aux Asiles d'aliénés. Il est vrai qu'elles sont
soumises à beaucoup d'autres causes dont il faut aussi
tenir compte.

Veilles. — Les veilles prolongées, en épuisant l'esprit et le corps, doivent avoir une influence fatale sur
les fonctions du cerveau.

Sécrétions et excrétions. — Les évacuations sper-
matiques trop fréquemment répétées doivent avoir une
large part dans l'étiologie de la paralysie générale.
Les excès de coït et la masturbation sont signalés dans
ce sens par tous les auteurs, et avec juste raison.
Mais , à part la déperdition du sperme, il faut considérer surtout ce *spasme cynique*, cette *brevis epilepsia*
dont la trop fréquente répétition ne peut qu'amener
de graves désordres dans les fonctions cérébrales. «La
répétition fréquemment reproduite des sensations ,
des émotions tumultueuses, des battements de cœur
intenses et précipités, des spasmes, des tiraillements
musculaires qui accompagnent souvent l'accomplis-

sement de l'acte vénérien concourt à faire naître des fluxions cérébrales à durée temporaire. Il en est de même des ébranlements nerveux qui succèdent aux manœuvres honteuses et secrètes auxquelles se livrent les onanistes de l'un et de l'autre sexe. Il est d'observation que les congestions encéphaliques sont fréquentes chez les femmes vouées à la galanterie, et sur toute la classe des filles livrées à la prostitution [1]. »

CAUSES PATHOLOGIQUES.

Hérédité. — L'influence de l'hérédité sur la production des maladies mentales n'est contestée par personne; et, malgré la difficulté que l'on a à s'assurer de la chose, on peut affirmer que la plupart des paralysés généraux ont eu des parents atteints de maladies nerveuses ou cérébrales, folie, hystérie, épilepsie, apoplexie, etc. « Pour plus de la moitié des malades, dit Bayle, ces parents étaient leur père ou leur mère qui avaient été frappés d'aliénation pendant plus ou moins long-temps, ordinairement d'une manière isolée, et quelquefois simultanément [2]. »

La suppression d'une évacuation, soit physiologique, soit pathologique, non plus que la répercussion d'un

[1] Calmeil, *op. cit.*, p. 4.
[2] Bayle, *op. cit.*, p. 408.

exanthème, ne nous paraît pas devoir produire souvent une paralysie générale, mais plutôt une autre forme d'aliénation◦mentale, une manie ou une lypémanie par exemple. D'une manière générale, les causes pathologiques se montrent plutôt dans ce que nous avons appelé la *paralysie générale symptomatique*, sur laquelle nous reviendrons plus tard.

CAUSES INTELLECTUELLES.

Nous rangerons parmi les causes intellectuelles et morales les excès de travail, les chagrins, les préoccupations, etc.; tout ce qui peut, en un mot, fatiguer le cerveau, le *surmener*. Mais hâtons-nous de dire que ces causes sont bien rarement isolées. Que de paralytiques ne voit-on pas, parmi les jeunes surtout, qui ont voulu faire marcher de front le travail et les plaisirs, et qui, pour cela, ne craignaient pas de sa-crifier leur sommeil et de braver toutes les règles de l'hygiène! D'un autre côté, que de fois le chagrin, les préoccupations ne sont-ils pas les compagnons trop ordinaires de la misère et de l'inconduite!

En résumé, toutes les causes débilitantes, de même que toutes celles qui surexcitent les fonctions du système nerveux, ont une action puissante dans la pathogénie de cette affection.

MARCHE, DURÉE, TERMINAISON.

La marche de la paralysie générale est essentiellement chronique et progressive, non pas que la paralysie envahisse une partie du corps après l'autre, toutes sont atteintes en même temps, mais elle progresse en intensité. Ainsi, il y a d'abord irrégularité des mouvements, puis maladresse, et enfin faiblesse des membres.

L'affaiblissement intellectuel suit la même progression. Il y a d'abord (en faisant abstraction du délire qui n'est pas constant, ainsi que nous l'avons déjà fait remarquer); il y a, disons-nous, légère infidélité de la mémoire, défaut de coordination dans les idées, puis surviennent des oublis plus marqués, des absences comme disent les parents des malades, et enfin le paralytique en arrive à oublier son nom et à ne plus vivre que d'une vie végétative, si quelque complication ne vient mettre fin accidentellement à sa triste existence.

La sensibilité disparaît aussi progressivement, et le sujet, qui au début de sa maladie pouvait encore parfaitement ressentir la douleur, peut à la troisième période labourer ses plaies avec ses ongles, sans que rien chez lui trahisse la moindre impression douloureuse.

Mais il ne faut pas croire que les trois périodes, dont nous avons parlé en traitant de la symptomatologie, se succèdent avec la régularité que l'on trouve dans les descriptions. Bien au contraire : tantôt une période peut manquer, et la maladie passer de la première à la troisième sans temps d'arrêt ; tantôt une période peut dépasser de beaucoup les autres en longueur. Du reste, il n'y a sous ce rapport aucune précision, et l'on ne peut fixer même approximativement la durée d'aucune période. La durée totale de la maladie varierait, selon M. Lasègue, de huit ou dix mois à deux ou trois ans ; M. J. Falret la limite entre deux et quatre ans. Le traitement a, d'ailleurs, comme on le comprend, une grande influence sur la durée de la maladie. Ainsi, M. J. Delaye [1] nous dit tenir de M. le docteur Biffi, médecin de l'Asile d'aliénés de San-Celso à Milan, que la durée moyenne de la paralysie générale en Italie ne serait que de six semaines à trois mois. Le médecin italien attribue cette rapidité dans la marche de la maladie à l'abus que font ses compatriotes des anti-phlogistiques.

[1] Thèse de Montpellier, 1858, p. 39.

On observe pendant le cours de la maladie des rémissions d'une durée variable, et quelquefois même de véritables intermissions, pendant lesquelles le sujet est presque revenu à son état naturel. Il y a seulement un léger embarras de la parole, une certaine difficulté dans les mouvements, et un médecin inexpérimenté peut alors croire à une guérison ; mais ce n'est qu'un espoir trompeur. A la moindre cause, souvent même sans cause appréciable, les symptômes reparaissent, et, dans la majorité des cas, ils marchent alors avec une rapidité beaucoup plus grande.

Nous pouvons citer comme exemple remarquable de ces temps d'arrêt dans la marche de la paralysie générale, l'observation suivante :

M. P....., âgé de 34 ans, payeur adjoint à la trésorerie d'Afrique, fut conduit dans la maison de santé du Pont Saint-Côme, le 17 avril 1851, dans un état de démence paralytique assez avancée pour qu'il rendît ses urines et ses excréments sans s'en apercevoir. Il était incapable de comprendre les questions qu'on lui adressait, et sa conversation se bornait à une seule phrase, qu'il répétait avec une persistance des plus fatigantes. On ne pouvait songer à un traitement curatif ; aussi se contenta-t-on de le surveiller et de le tenir proprement. Au mois de juin, trois

mois environ après son entrée, M. P.... se plaignit
d'une douleur à la jambe, et une ancienne plaie se
rouvrit et entra en suppuration. En même temps,
le malade commença à se tenir plus proprement, il
put manger à la table commune, et ses raisonnements
furent un peu plus suivis. Il était tranquille, ré-
pondait aux questions qu'on lui adressait, mais ne
jugeait pas sainement de sa position. Au mois d'octobre, on put l'amener à la promenade sous la sur-
veillance d'un gardien. La plaie se cicatrisait lente-
ment et insensiblement, sans que l'état du malade
parût changer, et au mois de novembre il n'en restait
plus de traces. P.... était toujours doux et obéissant,
mais la spontanéité ne revenait pas; il ne comprenait
pas sa position ; quelques attentions suffisaient pour
le rendre parfaitement heureux. Depuis, son état a
subi fort peu de changements.

En janvier 1854, provoqué par un de ses compagnons, il a un mouvement de colère, mais d'une
durée très-courte.

La santé physique est bonne, les fonctions s'exé-
cutent bien ; mais le malade est glouton et gourmand :
il lui est arrivé deux ou trois fois d'avoir des indiges-
tions ; il est alors de mauvaise humeur, parce qu'on
le met au régime.

Il a des hémorrhoïdes qui fluent de temps à autre, et il cherche à les dissimuler par crainte de la diète.

Au mois d'octobre 1859 , il écrit une lettre de félicitation à un de ses frères qui se marie , et , sauf quelques répétitions et quelques mots oubliés , la lettre n'est pas trop mal tournée ; il se rappelle les noms de ses parents et de ses amis.

En somme , M. P..., ne délire pas, il a un petit cercle d'idées dont il ne sort pas ; il est heureux d'aider les infirmiers dans leur besogne, et quoiqu'un peu lent dans ses mouvements, il se livre à des travaux qui exigent encore assez de force. Le bégaiement a disparu, il reste seulement un peu de grasseyement. Ce malade a quelque chose d'enfantin dans les manières ; mais, pour tout avouer, s'il est caressant envers nous, il est taquin et dédaigneux envers les autres malades qu'il regarde comme au-dessous de lui. De plus, il a des idées de vanité très-prononcées : c'est ainsi qu'il a jeté un jour un vieux gilet, afin qu'on lui en mît un neuf ; dans le même but, il arrache les boutons de ses pantalons. Il ne se fait même pas scrupule de voler aux autres pensionnaires des mouchoirs ou des cravates, quand il en trouve l'occasion.

Malheureusement nous n'avons pu avoir de renseignements précis sur le début de la maladie, sur les

antécédents du sujet, mais l'ensemble des symptômes
semblait bien indiquer une paralysie générale idiopathique. Tout, depuis ses idées de vanité jusqu'aux
petits larcins dont il se rend coupable, vient confirmer
cette idée.

Dans tous les cas, ce fait nous a paru intéressant,
car il est rare de voir une paralysie même symptomatique reculer et rester ensuite stationnaire pendant un
temps aussi long.

Quant aux observations de paralysie générale à
marche aiguë que l'on trouve dans les ouvrages de
Requin, de M. Beau, etc., nous dirons que certainement elles se rapprochent par quelques symptômes de
la paralysie générale, mais elles en diffèrent aussi
d'une manière trop essentielle pour que l'on puisse
les assimiler complètement.

Le pronostic de cette affection est on ne peut plus
fâcheux, et M. Parchappe a pu, dans la discussion
soulevée il y aura bientôt trois ans à la Société médico-
psychologique, prononcer ces désolantes paroles : «L'un
des caractères les plus spéciaux et en même temps les
plus fâcheux de la marche de la paralysie générale
des aliénés, c'est qu'elle se termine constamment par
la mort [1].» Et il ajoute que, malgré cela, il ne veut

[1] Ann. méd. psych. 1858, p. 473.

décourager personne , pas plus qu'il ne s'est découragé lui-même. « Il faut traiter la paralysie générale dans la première période , dit-il , comme si elle pouvait guérir. Mais bien que je me sois conformé à cette règle , je n'ai pas été assez heureux pour obtenir évidemment et certainement une seule guérison. »

Si la mort n'arrive pas accidentellement , par congestion ou par asphyxie , il se produit un état de dépérissement plus ou moins lent, que M. Parchappe désigne sous le nom de *marasme cérébral*, et dans lequel il survient des escarres gangréneuses à toutes les parties du corps qui subissent une pression.

Cependant on a parlé de guérisons, on a cité des faits , en tête desquels se place l'histoire de ce professeur dont M. Ferrus rapporte l'observation , et qui depuis vingt ans n'avait conservé de sa maladie qu'un léger embarras de la parole. Nous avons trop d'estime pour M. Ferrus , et nous sommes trop convaincu de son savoir, pour dire qu'il s'est trompé ; mais nous pensons que lorsqu'après une carrière aussi longue et aussi bien remplie que la sienne , on ne peut compter qu'un succès, auquel encore la science n'a rien à revendiquer , il est bien permis de déclarer la paralysie générale une maladie incurable , absolument comme le cancer , l'épilepsie et tant d'autres affections

qui font encore le désespoir des médecins. Seulement,
de même que l'on guérit des épilepsies symptomatiques en s'adressant à l'affection principale qui tient
la manifestation nerveuse sous sa dépendance , de
même aussi on a pu guérir des paralysies générales
symptomatiques. Mais une véritable paralysie générale
idiopathique est essentiellement incurable dans l'état
actuel de la science. Et l'on ne peut même pronosti-
quer sa marche et sa durée , car il n'est aucun signe
qui puisse indiquer s'il y aura ou non une rémission,
si les périodes seront plus ou moins longues, etc. Rech
avait seulement remarqué que la paralysie générale
avec idées délirantes marchait plus vite que celle qui
s'accompagnait de démence simple [1].

ANATOMIE PATHOLOGIQUE, NATURE.

Il semblerait au premier abord que tout le monde
doit s'accorder sur le résultat des ouvertures de cadavres. La constatation d'un fait matériel ne devrait pas
pouvoir fournir matière à controverse ; et cependant
quelle divergence ne trouve-t-on pas parmi les auteurs !
A tel point qu'on est tenté plus d'une fois de se

[1] Leç. clin.

demander si la théorie a été faite d'après l'autopsie, ou l'autopsie d'après le système déjà adopté. Quoi qu'il en soit, nous allons passer rapidement en revue les principales opinions qui ont été émises. Autant que possible nous laisserons parler les auteurs, pour n'être pas accusé de dénaturer leur pensée.

M. Delaye nous dit qu'il a rencontré « le plus souvent la substance blanche du cerveau durcie d'une manière évidente, ou bien les méninges infiltrées et adhérentes à la surface du cerveau, qui alors avait peu de consistance, ou enfin la substance cérébrale resserrée, diminuée de volume, avec une grande quantité de sérosité remplissant les ventricules et les intervalles des circonvolutions [1]. » Et, plus loin, il ajoute : « Une diminution notable dans la consistance du cerveau produit aussi la paralysie incomplète. Cette diminution de consistance ne devra pas être confondue avec la maladie connue sous le nom de *ramollissement*. Dans ce dernier, une portion circonscrite du cerveau a non-seulement perdu sa consistance, mais se trouve tout-à-fait changée de nature, complètement désorganisée. Dans le cas qui nous occupe, au contraire, la masse totale du cerveau est sensiblement

[1] Delaye, thèse, 1824, p. 14.

molle, sans que pour cela les caractères du tissu
cérébral soient effacés........ Ce ramollissement ou cet
endurcissement est souvent accompagné de l'adhésion
des méninges au cerveau ; mais il s'en faut de beaucoup que cette complication soit constante. »

Ainsi donc, pour M. Delaye, la lésion la plus
constante est l'endurcissement du cerveau, endurcissement plus prononcé dans les pédoncules du cerveau,
la protubérance et la queue de la moelle, que partout
ailleurs. Nous verrons plus tard que M. Parchappe,
d'accord avec les faits, accuse le ramollissement de la
couche corticale d'être plus fréquent.

Mais, pour suivre un ordre plus chronologique,
voyons les résultats que présente Bayle. Pour lui, les
caractères anatomiques de la méningite chronique (c'est
ainsi qu'il appelle la paralysie générale) consistent en
un certain nombre de lésions des deux membranes qui
enveloppent le cerveau, et de la surface externe de
cet organe. « La pie-mère est le siège d'une congestion
sanguine plus ou moins considérable et d'une infiltra-
tion séreuse. L'arachnoïde est opaque et épaissie à
des degrés variés ; sa résistance est augmentée ; sa
cavité, ainsi que celle des ventricules, contiennent de
la sérosité ; la surface cérébrale contracte des adhé-
rences avec la substance grise qui est plus ou moins

altérée, et sa surface libre se couvre de granulations,
d'exsudations albumineuses, de fausses membranes et
de caillots sanguins. Parmi ces altérations, les unes
sont constantes, les autres n'existent que dans certaines circonstances[1]. » Les altérations constantes sont
l'épaississement et l'opacité de l'arachnoïde et l'épan-
chement de sérosité dans la cavité de cette membrane,
c'est-à-dire entre ses deux feuillets.

Aussi Bayle conclut tout naturellement que la maladie n'est autre chose qu'une inflammation lente des
méninges, et il l'appelle en conséquence méningite
chronique.

M. Parchappe, lui, a rencontré, dans toutes les
autopsies qu'il a pratiquées, un ramollissement de la
couche corticale du cerveau. « Dans tous les cas de
folie paralytique vraie que j'ai eu à constater, et où
j'ai pu porter pendant la vie un diagnostic certain, et
le nombre de ces cas s'est élevé à 322, j'ai, constamment et sans exception, constaté l'existence du ramollissement inflammatoire dans une étendue plus ou
moins considérable des deux hémisphères cérébraux[2]. »
Et il ajoute que souvent il aurait pu méconnaître

[1] Bayle, Mal. du cerveau, p. 446.
[2] Parchappe, Ann. méd. psych., 1858, p. 468.

l'existence de cette altération : les méninges étaient
saines, et se détachaient sans produire cette décortication qui est le signe du ramollissement de cette couche
corticale. La surface cérébrale n'était pas altérée, et
sa consistance même paraissait plutôt augmentée
qu'amoindrie. Le cerveau avait l'aspect d'un organe
sain, même lorsqu'on l'avait coupé par tranches. Pour
reconnaître l'existence de la lésion pathologique, il
fallait introduire le manche du scalpel dans la partie
moyenne de la substance corticale, et alors cette couche se soulevait dans une étendue plus grande que ne
le comportait l'action de l'instrument, et on pouvait
amener ainsi la décortication.

Ce procédé nous paraît bien un peu subtil, et
beaucoup de cerveaux peut-être ne résisteraient pas
à l'épreuve, surtout entre les mains d'un praticien
habitué à faire cette préparation. L'aide-anatomiste
de Gall était parvenu à déplisser entièrement les
circonvolutions du cerveau avec le manche du scalpel,
et l'on était presque convaincu au sortir des cours
faits par l'illustre phrénologiste.

En résumé, M. Parchappe croit que « les faits
d'intégrité parfaite de la couche corticale cérébrale
dans la folie paralytique qui ont été invoqués, doivent
être expliqués, ou par l'erreur du diagnostic pendant

la vie, ou par l'insuffisance des procédés d'exploration après la mort [1]. »

De l'existence de ce ramollissement, l'ancien médecin de Saint-Yon conclut à la nature inflammatoire de la paralysie générale, et il propose, avec une certaine timidité cependant, le nom de *cérébrite corticale chronique*. Une seule considération l'arrête : il craint de trop séparer ainsi cette maladie des autres formes de l'aliénation mentale, et il lui donne le nom de *folie paralytique*.

M. Belhomme partage les opinions de M. Parchappe sur la nature de la paralysie générale; seulement il croit que le ramollissement peut s'étendre de la couche corticale à la portion médullaire du cerveau. Ce ramollissement, souvent précédé d'une dureté plus grande, provient d'une inflammation, mais d'une inflammation particulière appelée par ce médecin *congestive*, et qui n'est qu'une hyperémie produite par l'afflux du sang. « Chez le fou, dit-il, la circulation cérébrale devient tellement active, qu'elle peut déterminer une dureté ou un défaut de consistance qui va jusqu'au ramollissement [2]. » Et il baptise la maladie

[1] Parchappe, *loc. cit.*, p. 469.
[2] Discussion sur la paralysie générale, *in* Ann. médico-psychologiques, 1859.

du nom de *méningo-cérébrite*, auquel il ajoute l'épi-
thète de *paralytique*, probablement parce qu'il reconnaît, à son insu, qu'il y a là autre chose qu'une
inflammation des méninges et de la substance cérébrale.

M. Baillarger, au contraire, insiste beaucoup sur
l'atrophie du cerveau, le cervelet conservant parfaitement son poids ordinaire. « Dans dix-sept cas de
démence paralytique au dernier degré, le poids moyen
des deux hémisphères a été de 842 grammes : or, le
poids normal étant de 1,055, il en résulte que, dans
la démence paralytique au dernier degré, le cerveau
perd au moins 200 grammes, c'est-à-dire plus d'un
sixième de son poids [1]. » La sérosité, dont il constate
la présence dans les ventricules et dans l'intervalle
des deux feuillets arachnoïdiens, ne comprimerait
pas, selon lui, les hémisphères cérébraux, mais serait
destinée à combler les vides produits par le retrait de
la substance cérébrale.

Enfin, M. Calmeil annonce hautement son opinion
dans le titre même de son travail [2]; aussi s'empresse-
t-il, tout d'abord, de rejeter le nom de *paralysie*

[1] Baillarger, De la démence paralytique et de la manie
avec délire ambitieux, *in* Ann. méd. psych., 1858, p. 372.

[2] Traité des maladies inflammatoires du cerveau, par
M. Calmeil. Paris, 1859.

générale des aliénés qu'il lui donnait autrefois, et qui a cessé de lui convenir « du moment où sa *véritable nature* a pu être fixée avec quelque certitude. » Nous craignons bien que le médecin de Charenton ne se fasse illusion sur cette véritable nature, et qu'il ne soit forcé encore d'abandonner le nom de *péri-encéphalite chronique diffuse*, comme il a abandonné celui de *paralysie générale*. Cette fois, c'est armé du microscope qu'il prétend reconnaître l'inflammation. « Lorsque l'inflammation a sévi pendant quelque temps sur le relief des circonvolutions, ou au fond des anfractuosités cérébrales, ou sur les contours du cervelet, la pie-mère, qui tapisse toutes ces régions ou seulement quelques-unes de ces régions, se distingue presque toujours par la turgescence et par les teintes rouges de son lacis vasculaire. » Partout où le travail inflammatoire a pu se concentrer d'une manière particulière, la pie-mère *happe* à la substance nerveuse corticale, et si on l'arrache à l'endroit où elle happait, on voit des houppes vasculaires, saignantes, formées par la réunion des capillaires congestionnés et rompus. Souvent, enfin, il existe une soudure pathologique, et lorsqu'on s'obstine à tirer sur la pie-mère, on entraîne avec elle une certaine quantité de la substance corticale. Celle-ci est ordinairement ramollie, dans sa

couche moyenne surtout, car la couche superficielle
est dure, rabougrie et comme cassante. « Si l'on veut
faire la récapitulation des différentes lésions dont nous
venons d'esquisser le tableau, on n'aura pas de peine
à reconnaître qu'elles témoignent presque toutes en
faveur de la persistance d'un ancien travail inflammatoire. »

Quant aux recherches microscopiques faites par
M. Calmeil, nous aurions désiré qu'elles eussent un
peu plus de précision. Cet auteur nous dit bien qu'il a
trouvé la substance corticale sillonnée d'arborisations
vasculaires considérables, que plusieurs de ses capillaires étaient incrustés extérieurement de granules
moléculaires dont il ne donne pas la description ; mais
il ne dit pas si ces altérations sont propres à la paralysie générale, et si on ne les retrouve pas dans d'autres
maladies. On n'a pas encore assez appliqué le microscope à l'étude du cerveau sain, pour pouvoir retirer
quelque profit de l'étude du cerveau malade. Avant de
faire une anatomie pathologique, il faudrait au moins
avoir une bonne anatomie de cet organe à l'état sain.

Rech admettait comme *presque* constante la présence de sérosité dans la cavité sous-arachnoïdienne.
Pour lui, la paralysie générale était une hydropisie du
cerveau survenue à la suite de fluxions d'abord san-

guines, sans inflammation, remplacées par des fluxions
séreuses qui devenaient bientôt continues. Il croyait
entrevoir entre la paralysie générale et l'hydrothorax
des rapports d'anatomie pathologique et de formation
qui pourraient faire soupçonner que ces deux maladies
sont dues à la même cause prochaine [1].

M. Cavalier [2] ne peut dire qu'il ait toujours trouvé
la même lésion. Il a rencontré le plus souvent le
ramollissement de la couche corticale, l'opacité des
méninges ; mais aucune de ces altérations ne lui paraît
constante.

Enfin, M. Lélut a affirmé que, dans certains cas,
il n'avait rien trouvé du tout à l'autopsie ; il cite
même les observations [3]. Et MM. Aubanel, Thore
et d'autres aliénistes distingués ont fait connaître, à
leur tour, des cas de paralysie générale sans altération
matérielle de l'encéphale. Bien plus, ceux qui veulent
à toute force localiser la maladie, sont obligés eux-
mêmes de convenir qu'elle peut exister sans lésion
appréciable.

« Dans un grand nombre de cas, dit M. Trélat,
selon nos procédés ordinaires de recherche, il n'y a

[1] Rech, Leçons cliniques.
[2] Cavalier, Leçons orales.
[3] Ann. méd. psych., T. I.

rien après la mort, absolument rien. Une paralysie
générale a duré un an, deux ans, avec toutes ses
séries d'accidents successifs, depuis les premières
atteintes d'affaiblissement de l'intelligence et de la
motilité, jusqu'aux profondes escarres gangréneuses qui
amènent la mort. A l'ouverture, on pourra trouver
un cerveau sain, des circonvolutions superbes avec
leur consistance normale. Mais parce que nous ne
savons rien voir, est-ce donc à dire qu'il n'y a rien ?
Non, mille fois non ! C'est impossible, car ce serait
absurde [1]. »

N'en déplaise à M. Trélat, nous admettons parfaitement, quant à nous, la possibilité d'une maladie
sans lésion d'organe, et nous ne craignons même pas
qu'on nous reproche notre *absurdité*.

Nous ne contestons pas que l'on ait trouvé dans un
grand nombre de cas l'opacité des méninges, le ramollissement de la couche corticale, etc. ; que même
cette opacité ou ce ramollissement soit le résultat
d'une inflammation ; mais ces altérations ne seraient-
elles pas un épiphénomène ?

Les paralysés généraux sont sujets à de fréquentes
fluxions vers l'encéphale ; beaucoup meurent par suite

---

[1] Trélat, Ann. méd. psych., 1855, p. 240.

d'une congestion. Les altérations que l'on trouve à
l'autopsie ne sont autre chose que le résultat de ces
fluxions. Mais la cause première de ces fluxions, où
la trouver ? Si l'altération pathologique était la cause
de la maladie, on devrait la retrouver toujours et
dans tous les cas, et toujours identique. Or, nous
avons vu qu'il était loin d'en être ainsi. Bien plus,
des observateurs dignes de foi ont constaté les mêmes
altérations chez les paralysés généraux et chez des
sujets qui n'avaient présenté aucun des symptômes de
cette maladie. « On apporta dans notre amphithéâtre,
dit Rech, deux cadavres, celui d'un aliéné et celui
d'un vieillard ; tous les deux offrirent les mêmes altérations : l'épaississement, l'opacité de l'arachnoïde
cérébrale, l'hydropisie de cette membrane et des
ventricules. Il fut bien reconnu cependant que, tandis
que le premier sujet était mort dans un état de démence et de paralysie générale, le second avait toujours été un homme de bon sens et avait conservé
sa raison jusqu'à ses derniers moments [1]. »

D'un autre côté, le peu de succès des anti-phlogistiques dans le traitement démontre plus clairement
encore que la maladie n'est pas de nature inflammatoire.

---

[1] Rech, Éphémérides médicales, 1827, T. IV, p. 193.

L'hypothèse qui l'attribue à une déperdition excessive de fluide nerveux, ne saurait nous arrêter longtemps; car il faudrait d'abord prouver l'existence de ce fluide nerveux, avant de parler de sa déperdition.

Nous préférons admettre que la paralysie générale n'est autre chose qu'une lésion vitale du système cérébro-spinal, lésion caractérisée par l'affaiblissement progressif de ce système, et dont la nature nous est inconnue. Cette manière de voir nous paraît justifiée par l'inconstance et la variété des résultats nécropsiques, et par l'étiologie de l'affection. Nous avons vu, en effet, que toutes les causes avaient une double action sur le système nerveux : elles agissent en débilitant, d'une part, et, de l'autre, en surexcitant ses fonctions au-delà de toute mesure.

Les résultats du traitement, constamment nuls, ne peuvent malheureusement nous fournir aucune donnée pour la solution du problème ; mais la marche de la maladie, qui est essentiellement chronique, éloigne encore l'idée d'inflammation.

Que la fluxion, qui n'est d'abord qu'un effet de la maladie, agisse ensuite, à son tour, comme cause désorganisatrice du cerveau, la chose n'est pas douteuse ; et c'est elle, sans contredit, qui produit ces opacités des méninges, ces ramollissements, etc.

Mais par quoi est-elle produite elle-même ? C'est là ce qui reste à déterminer.

Ces fluxions présentent quelque chose de particulier. Il y a là évidemment plus que l'afflux mécanique d'un fluide vers l'encéphale : c'est une modification purement vitale du système cérébro-spinal, dont la nature nous est inconnue, comme celle de l'épilepsie, de l'hystérie, et généralement des maladies dites *nerveuses*. Si l'opacité des méninges, le ramollissement de la couche corticale étaient la cause des phénomènes symptomatiques, comment expliquer les faits dans lesquels ces altérations ont été constatées, alors qu'il n'y avait eu pendant la vie ni délire ni paralysie ?

PARALYSIE GÉNÉRALE SYMPTOMATIQUE.

Nous avons décrit, dans la première partie de ce travail, la paralysie générale idiopathique, c'est-à-dire la paralysie générale considérée comme affection. Il nous reste à étudier la paralysie générale considérée comme maladie, c'est-à-dire l'expression symptomatique semblable à celle de l'*affection paralytique*, mais en différant par son étiologie, sa marche et sa nature.

Il est, comme nous l'avons dit en commençant, des affections très-diverses qui peuvent donner naissance à des manifestations morbides, sinon identiques, du moins tellement semblables qu'on ne saurait les séparer. L'épilepsie produite par la présence de vers dans l'intestin diffère essentiellement de l'épilepsie idiopathique ; cependant le même nom leur est appliqué à toutes les deux, bien qu'il ne vienne à l'idée d'aucun médecin de les confondre et de les traiter de la même manière. Il en est de même de la paralysie générale.

Un malade est amené dans un Asile, il peut à peine

se tenir sur ses jambes ; ses bras sont incapables de faire un mouvement un peu régulier ; sa langue embarrassée fait entendre le bégaiement caractéristique : le diagnostic est évident, on a affaire à une paralysie générale. Mais si l'on remonte aux antécédents, si l'on refait l'histoire du malade, on apprend que depuis long-temps il était sujet à des attaques d'épilepsie, que peu à peu les mouvements sont devenus embarrassés et difficiles, la parole traînante et entrecoupée par du bégaiement, et enfin les idées se sont obscurcies et la démence s'est déclarée. C'est une maladie ressemblant sans doute à celle que nous venons de décrire, mais s'en éloignant sous certains rapports. L'étiologie n'est plus la même ; les symptômes, bien que semblables, présentent cependant des différences, légères sans doute, mais néanmoins sensibles aux yeux d'un médecin exercé ; enfin, la marche de la maladie fournit aussi des signes distinctifs. Chacun des symptômes que nous avons énumérés peut se rencontrer il est vrai, mais l'ensemble n'est plus le même, et c'est par cet ensemble symptomatique et par l'histoire entière du malade que l'on peut différencier le cas actuel de celui que nous avons décrit primitivement.

Ce que nous disons de l'épilepsie, nous pourrions le dire de l'hystérie et d'autres états morbides bien différents, et qui amènent tous la même manifestation pathologique.

Lorsque Esquirol et tant d'autres auteurs recommandables faisaient de la paralysie générale une complication de la folie, leur opinion pouvait bien être fondée sur un certain nombre de faits. Il existe dans tous les Asiles des pensionnaires qui sont entrés avec des symptômes de manie ou de démence, sans aucune apparence de paralysie, et après un temps plus ou moins long, dix ans quelquefois, on reconnaît que les membres s'affaiblissent, que le sujet bégaie, en un mot, qu'il est atteint de paralysie générale. D'autres fois cette paralysie survient dans les mêmes circonstances, mais elle se manifeste par des symptômes plus tranchés. M. Calmeil nous fournit des exemples d'aliénés séjournant depuis vingt ans à Charenton sans avoir jamais présenté le moindre signe de péri-encéphalite chronique, et qui, à la suite d'une congestion survenue brusquement et sans cause appréciable, étaient atteints de délire ambitieux, de bégaiement et de paralysie incomplète des quatre membres. La maladie prenait alors une marche plus rapide et devenait promptement mortelle.

La paralysie saturnine se distingue habituellement de la paralysie générale idiopathique par l'absence de

désordres intellectuels, par l'existence du liseré blan-
châtre des gencives, des vomissements et des coli-
ques, par la teinte de la peau, etc ; mais dans bien
des cas ces symptômes peuvent faire défaut, et il
peut, d'un autre côté, se produire de l'affaiblissement
intellectuel et même du délire ambitieux, ainsi que
M. Devouges en a cité des exemples dans un mémoire
publié dans les *Annales médico-psychologiques* [1]. Sans
doute les antécédents du sujet et les symptômes pro-
dromiques mettront sur la voie, et ne permettront pas
de confondre ces faits avec ceux dont nous avons parlé
dans la première partie de ce travail; mais néanmoins,
à un moment donné, ils finiront par avoir une telle
ressemblance que l'on sera bien obligé de les désigner
de la même manière, tout comme on désigne par le
même nom une pneumonie bilieuse et une pneumonie
franchement inflammatoire.

Ces considérations peuvent tout aussi bien s'appliquer aux intoxications mercurielles, alcooliques,
à toutes celles en un mot qui peuvent se traduire
symptomatiquement par un affaiblissement musculaire accompagné de démence.

Ici encore, dans l'alcoolisme, nous trouvons des

[1] De la paral. gén. d'origine saturnine, par H. Devouges
(Ann. méd. psych. 1857).

différences nombreuses, Le tremblement des muscles commence d'ordinaire par les membres supérieurs; il est plus sensible le matin que le soir, et plus sensible encore après un excès, ou après une courte privation du stimulant habituel. Il y a des désordres dans les fonctions digestives, de la céphalalgie, du fourmillement dans les membres inférieurs, Il se produit des hallucinations d'une nature toute particulière, et présentant surtout un caractère terrifiant. D'abord, le malade voit des objets scintillants, des insectes se présenter à sa vue; puis ce sont des animaux bizarres, qui viennent troubler son repos et empêcher son sommeil; d'autres fois il voit des abymes s'ouvrir sous ses pas, il entend des détonations, des coups de fusil qui le jettent dans la plus profonde terreur.

Enfin, une différence énorme entre ces deux états morbides, c'est que la véritable paralysie générale marche toujours vers une terminaison fatale, tandis que les symptômes si graves de l'alcoolisme disparaissent rapidement et souvent par la seule privation des boissons excitantes. Malheureusement il est bien rare que l'infortuné qui en a été une fois atteint ne retombe pas dans ses anciens errements, et c'est surtout après quelques récidives que l'analogie des deux maladies devient frappante.

Il est encore d'autres substances qui peuvent peut-être par leur abus amener la paralysie générale, mais l'on est moins souvent à portée d'observer leurs effets. Ainsi, l'arsenic, le mercure, l'opium, le hachisch, le datura-stramonium, etc., produisent de pareilles intoxications; mais il serait superflu de les analyser toutes séparément; ce qui a été dit au sujet de l'alcoolisme et de l'empoisonnement par les sels de plomb peut s'appliquer aux autres substances, sauf les différences de détail dans lesquelles nous ne pouvons entrer.

Les tumeurs du cerveau, cancer, tumeur fibreuse, exostose, etc., provoquent des céphalalgies qui ne sont pas ordinaires dans la paralysie générale idiopathique, de plus il est rare qu'il y ait des désordres intellectuels; mais, en revanche, il y a souvent des lésions des organes des sens, de l'amaurose, de la surdité; la paralysie, partielle d'abord, ne se généralise que dans une période plus avancée. Enfin, chaque cas particulier fournit ses symptômes propres. La teinte jaune-paille fera reconnaître le cancer; les exostoses, les tumeurs fibreuses présenteront une saillie assez prononcée pour permettre au moins d'en soupçonner l'existence. Mais il est des cas où l'autopsie seule fait reconnaître la véritable nature du mal.

MM. Aubanal et Sauze en décrivent dans la *Gazette des hôpitaux* un exemple des plus intéressants, qui a été rapporté tout au long dans les *Annales médico-psychologiques* [1].

L'année dernière, nous avons vu mourir à l'Asile public un individu présentant tous les signes de la paralysie générale, et chez lequel M. Cavalier avait diagnostiqué une lésion primordiale donnant naissance à ces symptômes. L'autopsie vint donner raison à ce diagnostic; on trouva le cerveau rempli de masses solides dont le volume variait entre celui d'un pois et celui d'un œuf de pigeon. Sur le trajet des gros troncs nerveux existait aussi une quantité considérable de ces névromes, de nature probablement cancéreuse.

M. Sc. Pinel, dans sa thèse inaugurale, rapporte l'observation d'un général atteint de démence avec paralysie générale, chez lequel on trouva, à l'autopsie, une tumeur fibreuse de la grosseur du pouce déprimant les circonvolutions du cerveau [2].

Les hémorrhagies cérébrales donnent lieu fort souvent à des symptômes tellement analogues à ceux de la paralysie générale, qu'il est fort difficile de discerner ces différents états. « On reçoit fréquemment (dans

---

[1] Ann. méd. psych., 1858, p. 436.
[2] Sc. Pinel, thèse, Paris 1819, p. 18.

les Asiles), dit M. J. Falret, de véritables apoplec-
tiques à une période avancée de la maladie et présentant des troubles de l'intelligence, et on les confond
ordinairement avec les aliénés paralytiques sous le
nom vague de déments paralytiques [1]. » Sans doute,
au début, les deux maladies sont distinctes : dans l'hémorrhagie cérébrale, la paralysie est partielle et elle
est le plus souvent complète, l'embarras de la langue ne
pésente pas les mêmes caractères que dans la paralysie générale idiopathique; il n'y a pas de lésion intellectuelle, mais à un moment donné les manifestations
pathologiques peuvent arriver à présenter la plus complète analogie, et alors le même nom leur conviendra
parfaitement, les formes de la maladie seront identiques bien que le fond diffère notablement. M. Calmeil
nous en offre des exemples dans son beau traité des
maladies inflammatoires du cerveau. En parlant de la
péri-encéphalite chronique diffuse (paralysie générale)
à l'état de complication, il rapporte des observations
dans lesquelles la maladie débute par une attaque
apoplectiforme et est suivie de démence et de paralysie; à l'autopsie, on trouve des traces d'hémorrhagies
anciennes. Le traité de M. Parchappe en renferme
aussi des cas assez nombreux.

[1] J. Falret, *op. cit.*, p. 83.

Nous trouvons encore dans le riche recueil d'observations de M. Calmeil, des cas dans lesquels l'autopsie a démontré la présence d'un ramollissement cérébral qui a été le point de départ de ce que l'auteur appelle une péri-encéphalite chronique diffuse.

Les maladies de la moelle amènent presque toujours une paralysie partielle et, le plus souvent, paraplégique; mais il n'est pas rare de voir ces paralysies se généraliser et s'accompagner d'affaiblissement intellectuel ou même de délire qui, dans quelques cas, peut prendre la forme ambitieuse. M. Calmeil nous fournit encore des exemples de péri-encéphalites survenues à la suite de myélites. Esquirol parle d'un Anglais, âgé de 52 ans, chef de bataillon au service de la France, qui avait été paralytique, et à l'autopsie duquel on trouva une atrophie considérable de la moelle allongée.

Il est à regretter que l'on n'ait pas songé à étudier l'influence des diathèses dans la production de la paralysie générale. On devrait toujours s'enquérir, avec plus de soin qu'on ne le fait, des antécédents du sujet et des circonstances héréditaires qui pourraient mettre sur la voie de l'existence d'un état diathésique latent, d'où proviendrait tout le mal. Quand on étudie une maladie chronique, on doit toujours se demander si elle n'est pas le symptôme caché d'une cause interne. Peut-être avec cette étude touverait-on un nombre plus considérable de paralysies générales symptomatiques, et arriverait-on à une base de traitement qui, il faut bien l'avouer, nous manque complètement.

La diathèse syphilitique a été maintes fois le principe d'une épilepsie symptomatique. L'analogie de nature qui existe entre les deux maladies ne permet pas de douter qu'il ne puisse en être de même pour la paralysie générale, et les faits cliniques viennent corroborer cette opinion.

Dans un travail de M. Schutzenberger, professeur de clinique médicale à la Faculté de Strasbourg, on trouve deux observations qui présentent une grande ressemblance avec la paralysie générale et qui sont toutes deux d'origine syphilitique. «Le malade, dit ce professeur, sans être notablement amaigri, avait perdu ses forces, avait un teint terne, le regard éteint, les mouvements lents, incertains, tremblants comme ceux d'un vieillard... ; il avait des idées désordonnées, et exécutait des mouvements automatiques dont il ne pouvait rendre compte [1] »

[1] Sur la syphilis comme cause de troubles fonctionnels graves de l'encéphale, simulant des affections idiopathiques du cerveau. (Ann. méd. psych., 1854 ; p. 656.)

M. Brière de Boismont fait observer, dans une note, à propos de ce fait, que *certaines diathèses, la goutte* entre autres, donnent lieu quelquefois à des désordres cérébraux qui peuvent causer des erreurs de diagnostic.

Quelques pages plus loin, dans un extrait de la *Gazette médicale* de Lyon, le même auteur rapporte l'observation d'une femme de 52 ans *dont les traits étaient hébétés,* les membres supérieurs et les membres inférieurs affaiblis, la marche hésitante, la préhension difficile, la sensibilité générale affaiblie. *La mémoire participait à cette décadence.* La vue d'une exostose au tibia mit sur la voie, et un traitement anti-syphilitique guérit entièrement cette pseudo-paralysie générale.

Nous avons rarement, dans nos pays, l'occasion d'observer la pellagre ; mais, d'après les observations rapportées par M. Baillarger, qui a étudié la maladie sur les lieux, elle s'accompagnerait fréquemment de symptômes tout-à-fait identiques à ceux de la paralysie générale.

Enfin, M. Delasiauve [1] a signalé le fait d'un jeune homme qui, à la suite d'une atteinte de choléra fut pris d'un grand affaiblissement physique et intel-

---

[1] Delasiauve, Influence du choléra sur la production de la folie. (Ann. méd. psych. 1849.)

lectuel. Cet état se traduisit par des symptômes assez
caractérisés pour que le médecin de Bicêtre crût pouvoir le qualifier du nom de *paralysie générale*. Un
bon régime et des soins bien dirigés firent bientôt
disparaître ces accidents.

DIAGNOSTIC.

Ce que nous venons de dire de la paralysie générale
symptomatique fait déjà pressentir les difficultés du
diagnostic. Il ne s'agit pas ici, on le comprend bien
du diagnostic de la maladie; on reconnaîtra facilement
si un malade a le système musculaire et l'intelligence
affaiblis, mais il sera plus difficile de dire à quelle
classe de paralysie appartient celle dont le sujet est
atteint. Aussi M. Calmeil veut-il que l'on élimine
comme étant d'un diagnostic impossible « les cas où
l'on est appelé auprès d'un malade que personne n'a
suivi, dont les membres sont privés de mobilité,
dont la langue n'articule aucun mot, et dont l'intelligence est tellement affaiblie qu'on ne peut obtenir
une seule réponse propre à mettre sur la voie [1]. »

La description que nous avons tracée de la paralysie

---

[1] Calmeil, De la paralysie considérée chez les aliénés,
chap. VI.

générale idiopathique, et le court aperçu que nous avons donné des paralysies symptomatiques, indiquent suffisamment la marche que doit suivre l'observateur pour se guider dans les cas qui présenteront quelque difficulté. Ce n'est que par une étude approfondie du malade, de ses antécédents, de la marche du mal et de ses symptômes, que l'on pourra arriver à un diag‑nostic rationnel. Ce que nous avons dit des différents états morbides pouvant amener la manifestation symptomatique qui fait le sujet de notre travail, suffit pour faire sentir la différence qu'il y a entre eux et la paralysie générale ; nous n'y reviendrons donc pas, et nous parlerons seulement de quelques états patho‑logiques que l'on pourrait confondre avec elle.

La manie avec prédominance d'idées ambitieuses doit toujours faire craindre l'existence de la paralysie. Nous avons donné les caractères qui pouvaient faire distinguer ces deux états, mais dans quelques cas la confusion est encore possible. Tout le monde connaît en ville un pauvre diable qui sert de jouet à tous les jeunes clercs de la basoche, et dont le délire ambitieux greffé sur une démence présente bien le cachet d'in‑cohérence propre aux paralytiques. Cependant depuis longues années déjà cet état existe sans le moindre symptôme de paralysie : qu'il survienne par hasard une paraplégie, et le diagnostic deviendra d'une extrême difficulté.

Esquirol lui-même, dans une circonstance semblable, fut induit en erreur par une monomanie ambitieuse survenue chez un individu bègue de naissance; Rech partagea la méprise du célèbre médecin de Charenton. S'ils eussent connu le sujet avant sa maladie, peut-être auraient-ils modifié leur diagnostic.

La chorée peut bien, dans quelques cas, être accompagnée de la perte de la mémoire, mais le tremblement des membres présente des caractères différentiels qui ne permettent pas de confondre ces deux maladies. Dans un cas, ce sont des mouvements spasmodiques, tandis que dans l'autre il y a affaiblissement. La marche et la durée offrent encore des caractères distinctifs. Toutefois il ne serait pas impossible que la persistance de la chorée ne donnât naissance à une paralysie générale symptomatique.

Les diverses formes d'aliénation mentale, si elles se compliquent de paralysie non progressive, pourront offrir de véritables difficultés; mais ce défaut même de progression dans la marche de la maladie mettra le praticien sur la voie; il est raré d'ailleurs que, dans ces cas, la paralysie atteigne tous les membres.

Enfin, suivant les sages conseils de M. J. Falret,

on devra toujours avoir présent à l'esprit ces quatre
caractères : que la paralysie est 1° générale ; 2° incomplète ; 3° progressive ; 4° accompagnée, dès le début,
d'embarras de la parole. « Il suffit, dit-il, de déve-
lopper ces quatre faits pour y trouver la clef de la
plupart des difficultés du diagnostic [1]. »

En disant que la paralysie est générale, M. Falret
entend, sans doute, qu'elle atteint aussi l'intelligence,
car autrement on peut rencontrer les quatre conditions
dont il parle dans l'atrophie musculaire progressive.
Le symptôme pathognomonique qui différencie cette
maladie de la paralysie générale, c'est la conservation
de l'intelligence. Le problème deviendrait bien plus
difficile à résoudre si l'on avait affaire à un individu
atteint d'atrophie musculaire progressive, chez lequel
surviendrait une aliénation mentale. Encore savons-
nous, grâce aux expériences de MM. Brière de Boismont et Duchenne (de Boulogne), que l'irritabilité
électrique est éteinte dans l'atrophie musculaire grais-
seuse, tandis qu'elle est conservée dans la paralysie
générale [2]. Beaucoup de faits, que l'on a décrits
comme des paralysies générales progressives sans

[1] J. Falret, *op. cit.*
[2] *Voy.* Recherches sur l'identité des paralysies générales
progressives, par Brière de Boismont, *in* Ann. méd. psych.,
1851, p. 177.

✱

aliénation mentale , ne sont pas dus à une autre cause qu'à l'atrophie. Nous avons dit antérieurement notre opinion au sujet de ces paralysies générales exemptes d'altérations intellectuelles , nous n'avons donc pas à y revenir ici.

TRAITEMENT.

Le pronostic tristement fatal que nous avons porté sur cette maladie démontre suffisamment l'inefficacité de la thérapeutique. Toutefois , pour achever notre tâche , nous devons dire quelques mots des divers moyens curatifs qui ont été mis en usage pour la combattre.

Toute médication devant s'adresser à la cause première du mal, on peut dire que le traitement rationnel de la paralysie générale n'existe pas, puisque nous ne connaissons pas d'agent thérapeutique capable de contrebalancer ce mode vicieux de vitalité du système cérébro-spinal dont la nature nous est encore inconnue. Disons cependant que quelques tentatives ont été faites , mais sans le moindre succès.

M. Lunier[1] avait d'abord cru avoir trouvé un spécifique dans la médication bromo-iodurée[2] ; mais il ne

[1] Ann. méd. psych., 1853.
[2] On a lieu d'être étonné du petit nombre des essais tentés en ce genre. Un traitement rationnel n'est pas possible;

tarda pas à reconnaître son erreur. « J'ai obtenu comme
bien d'autres, écrivait-il à M. Lasègue, des demi-
succès, et jamais de guérisons ; je les dois surtout à
l'emploi de l'iodure de potassium et de la médication
bromo-iodurée, associée ou non aux préparations
ferrugineuses. Cette médication agit peut-être comme
substitutive. Elle détermine, en effet, chez l'homme
sain, et à la longue, quelques-uns des symptômes de
la paralysie générale ; ou bien elle agit en activant la
circulation capillaire cérébrale, dont le ralentissement
détermine, selon moi, ces congestions passives si
communes chez les paralytiques [1]. »

Bayle, convaincu de la nature inflammatoire de la
maladie, proposait les saignées, les purgatifs dras-
tiques, en un mot le traitement anti-phlogistique, et
ses idées ont été mises à exécution par M. Calmeil,
à Charenton, qui préconise encore ce mode de traitement malgré le peu de succès qu'il en a retiré.

pourquoi ne pas expérimenter, avec toute la prudence con-
venable bien entendu, les divers agents de la matière médicale ? L'épilepsie, dont la nature paraît offrir quelque analogie
avec celle de la paralysie générale, a été traitée par tous les
moyens possibles, sans qu'on ait pu en trouver un bon, et
cependant on persiste à faire des expériences. Peut-être ne
serait-on pas plus heureux à propos de la paralysie générale,
mais pourquoi ne pas essayer ?

[1] Lasègue, Thèse de concours, p. 73.

Les sétons, les moxas sur le cuir chevelu, n'ont pas donné des résultats plus heureux ; Esquirol même, dans les derniers temps, repoussait ce moyen comme trop dangereux, parce qu'il avait observé qu'il donnait souvent lieu à des méningites promptement mortelles.

L'émétique à haute dose, employé par Royer-Collard, fut bientôt abandonné parce qu'il aggravait l'état des malades.

Encouragé par un cas heureux, Rech fit de nombreuses expériences sur la digitale ; mais il ne tarda pas à reconnaître son inefficacité, et, sur la fin de sa vie, il avait renoncé à l'espoir de trouver un moyen curatif.

On peut dire que, dans l'état actuel de la science, un traitement palliatif est seul possible : il est bien entendu que nous ne parlons ici que de la paralysie générale idiopathique. Le traitement de la paralysie symptomatique devra nécessairement varier suivant l'affection qui l'a produite. Les indications se tireront de la nature de cette affection, de ses causes, et de l'état du sujet et des circonstances qui l'environnent. Il est évident que la paralysie générale saturnine ou alcoolique ne devra pas être traitée de la même manière que celle qui est due à une épilepsie ou à une maladie de la moelle. Nous ne pouvons entrer dans le détail des indications fournies par ces divers états, il nous suffit de les signaler.

La science n'a aucune part à réclamer dans les rares guérisons que l'on peut citer ; c'est toujours aux seules ressources de la nature qu'il faut les attribuer. Les efforts critiques qui se traduisent toujours par des suppurations plus ou moins vastes, semblent nous tracer la voie que nous devons suivre. Malheureusement, nous ne sommes que les ministres trop souvent inhabiles de cette bienfaisante nature, et si l'application de divers exutoires a parfois amélioré la position de quelque paralysé, elle n'en a jamais guéri un seul.

Aussi en sommes-nous réduits encore à combattre les symptômes à mesure qu'ils se présentent, afin de prolonger autant que possible la triste existence de nos malades. L'application de quelques sangsues, l'usage des laxatifs sont souvent utiles pour défluxionner le cerveau ; mais leur emploi ne retarde que de bien peu la catastrophe.

On comprend aisément que les précautions hygiéniques sont surtout nécessaires à l'égard des paralytiques. Le régime, le logement, le couchage, etc., exigent des soins tout particuliers, sur le détail desquels le cadre de notre travail ne nous permet pas de nous étendre.

CONCLUSION.

En résumé, si nous voulons formuler en quelques propositions le résultat de nos recherches et de nos observations, nous dirons que :

I. L'état morbide désigné sous le nom de *paralysie générale des aliénés*, et caractérisé par l'affaiblissement progressif de l'intelligence, de la sensibilité et de la motilité, est bien et dûment une entité pathologique ne pouvant être confondue avec aucune autre dans le cadre nosologique.

II. La paralysie générale est idiopathique, c'est-à-dire existant par elle-même et indépendamment de toute lésion d'organe.

III. Les lésions anatomiques variées que l'on trouve à l'autopsie ne sont pas la cause, mais bien le résultat de la maladie, dont la nature nous est encore inconnue.

IV. Il existe aussi une paralysie générale symptomatique, c'est-à-dire produite par une affection primordiale dont elle n'est que la traduction symptomatique.

V. La nature de cette paralysie générale symptomatique est essentiellement variable, comme celle de
l'affection qui la tient sous sa dépendance.

VI. Le traitement de la paralysie générale symptomatique devra nécessairement varier suivant l'affection
qui l'a produite ; celui de la paralysie générale idiopathique est encore à trouver.

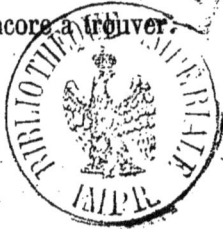

FIN.

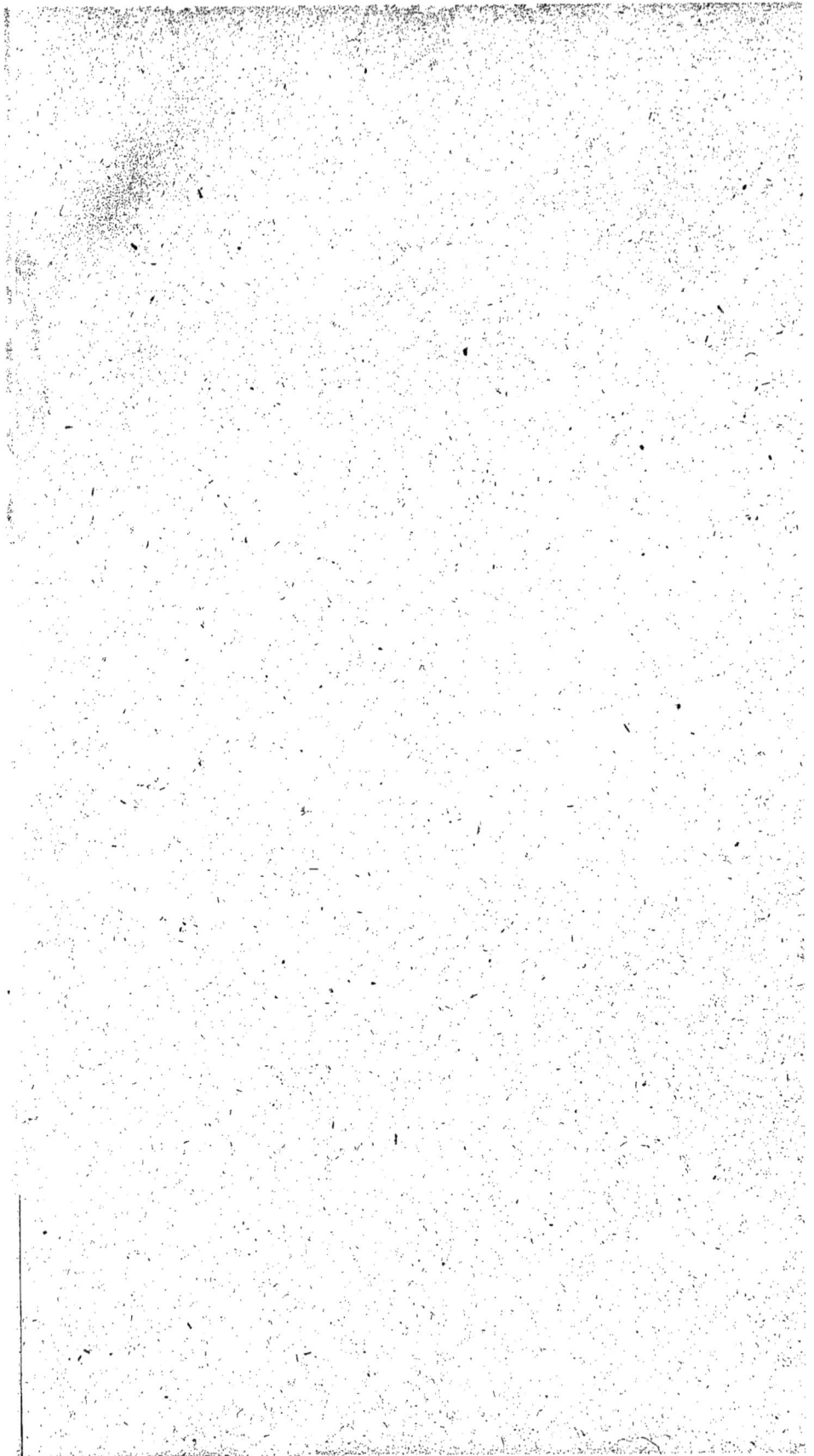

www.ingramcontent.com/pod-product-compliance
Lightning Source LLC
Chambersburg PA
CBHW050621210326
41521CB00008B/1331